心理咨询与治疗100个关键点译丛

中央财经大学应用心理专硕（MAP）专业建设成果

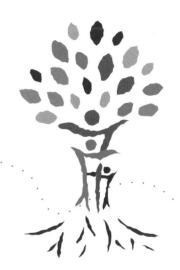

100 KEY POINTS
Family Therapy:
100 Key Points & Techniques

家庭治疗
100个关键点与技巧

（英）马克·里韦特（Mark Rivett）
（英）埃迪·斯特里特（Eddy Street） 著
蔺秀云　房超　何婷　译

全国百佳图书出版单位

化学工业出版社

·北京·

图书在版编目（CIP）数据

家庭治疗：100个关键点与技巧／（英）马克·里韦特（Mark Rivett），（英）埃迪·斯特里特（Eddy Street）著；蔺秀云，房超，何婷译 .—北京：化学工业出版社，2017.9（2024.11重印）

（心理咨询与治疗100个关键点译丛）

书名原文：Family Therapy：100 Key Points & Techniques

ISBN 978-7-122-30078-2

Ⅰ.①家… Ⅱ.①马… ②埃… ③蔺… ④房… ⑤何… Ⅲ.①精神疗法 Ⅳ.① R749.055

中国版本图书馆 CIP 数据核字（2017）第 158206 号

Family Therapy：100 Key Points & Techniques，1st edition/by Mark Rivett & Eddy Street

ISBN 978-0-415-41039-7

Copyright© 2009 by Mark Rivett & Eddy Street. All rights reserved.

Authorized translation from the English language edition published by Routledge, a member of Taylor & Francis Group.

本书中文简体字版由 Taylor & Francis Group 授权化学工业出版社独家出版发行。

未经许可，不得以任何方式复制或抄袭本书的任何部分，违者必究。

本书封面贴有 Taylor & Francis 公司防伪标签，无标签者不得销售。

北京市版权局著作权合同登记号：01-2017-1563

责任编辑：赵玉欣　王新辉　曾小军
责任校对：吴　静
装帧设计：尹琳琳

出版发行：化学工业出版社
　　　　　（北京市东城区青年湖南街 13 号　邮政编码 100011）
印　　装：北京天宇星印刷厂
710mm×1000mm　1/16　印张 16½　字数 225 千字
2024 年 11 月北京第 1 版第 7 次印刷

购书咨询：010-64518888
　　　　　（传真：010-64519686）
售后服务：010-64518899
网　　址：http://www.cip.com.cn
凡购买本书，如有缺损质量问题，本社销售中心负责调换。

定　　价：59.80 元　　　　　　　　版权所有　违者必究

　　家庭治疗逐渐成为一种公认的循证心理治疗方法之一。家庭治疗适用于所有年龄段人群，主要处理由家庭冲突、创伤所引起的困扰和心理健康问题。一些其他心理治疗取向的治疗师也会在自己的治疗方式中整合家庭治疗的思想和技术。

　　《家庭治疗：100 个关键点与技巧》通过 100 个关键点全面地介绍了家庭治疗的基本思想和技术，全书主要包括以下部分。

- 家庭治疗理论；

- 家庭治疗实践基础；

- 家庭治疗技术应用；

- 家庭治疗面临的挑战；

- 家庭治疗的问题与争论；

- 家庭治疗师的自我问题。

　　《家庭治疗：100 个关键点与技巧》对于家庭治疗师、咨询师以及正在接受培训的家庭治疗师而言是重要的学习资源，对于面向家庭开展工作、希望学习更多家庭治疗技术的心理健康专家也很有参考价值。

马克·里韦特（Mark Rivett）是 UKCP 注册家庭治疗师，布里斯托大学高级讲师和家庭治疗培训主任，《家庭治疗杂志》现任编辑。

埃迪·斯特里特（Eddy Street）是特许临床和咨询心理学家（BPS），他将自己大部分职业生涯用于英国国民健康保险制度下的（NHS）儿童与青少年心理健康服务，目前独立工作。曾任《家庭治疗杂志》编辑，发表过大量家庭治疗领域的论文。

序

　　"心理咨询与治疗100个关键点译丛"行将付梓，这是件可喜可贺的事情。出版社请我为这套译丛写个总序，我在犹豫了片刻后欣然应允了。犹豫的原因是我虽然从事心理学的教学和研究工作多年，但对于心理咨询和治疗领域却不曾深入研究和探讨；欣然应允的原因是对于这样一套重头译丛的出版做些祝贺与宣传，实在是件令人愉快的、锦上添花的美差。

　　鉴于我的研究领域主要聚焦于社会心理学领域，我尽量在更高的"解释水平"上来评论这套译丛。大致浏览这套丛书，即可发现其鲜明的特点和优点。

　　首先，选题经典，入门必备。这套书的选题内容涵盖了各种经典的心理治疗流派，如理性情绪行为疗法、认知行为治疗、焦点解决短程治疗、家庭治疗……这些疗法都是心理咨询师和治疗师必须了解和掌握的内容。这套书为心理咨询和治疗的爱好者、学习者、从业者，铺设了寻门而入的正道，描绘了破门而出的前景。

　　其次，体例新颖，易学易用。这套书并不是板着面孔讲授晦涩的心理治疗理论和疗法，而是把每一种心理治疗理论浓缩为100个知识要点和关键技术，每个要点就好似一颗珍珠，阅读一本书就如同撷取一颗颗美丽的珍珠，最后串联成美丽的知识珠串。这种独特的写作体例让阅读不再沉闷乏味，非常适合当前快节奏生活中即时学习的需求。

　　最后，实践智慧，值得体悟。每本书的作者不仅是心理咨询和心理治疗的研究者，更是卓越的从业人员，均长期从事心理治疗和督导工作。书中介绍的不仅是理论化的知识，更是作者的实践智慧，这些智慧需要每位读者用心体会和领悟，从而付诸自己的咨询和治疗实践，转化为自己的实践智慧。

一部译著的质量不仅取决于原著的品质，也取决于译者的专业功底和语言能力。丛书译者来自中央财经大学社会与心理学院、北京师范大学心理学部等单位，他们在国内外一流高校受过严格的心理学专业训练，长期从事心理学教学以及心理咨询和治疗实践，具备深厚的专业功底和语言能力；不仅如此，每位译者都秉持"细节决定成败"的严谨治学精神。能力与态度结合在一起，确保了译著的质量。

心理健康服务行业正成为继互联网后的另一个热潮，然而要进入这个行业必须经过长期的专业学习和实践，至少要从阅读经典的治疗理论书籍开始，这套译丛应时而出，是为必要。

这套译丛不仅可以作为心理咨询、心理治疗专题培训或自学的参考书，也适合高校心理学及相关专业本科生、研究生教学之用。这套译丛可以部分满足我校应用心理专业硕士（MAP）教学用书的需要。我"欣欣然"地为这套书作序，是要衷心感谢各位译者为教材建设乃至学科建设做出的重要贡献。

心理疗法名虽为"法"，实则有"道"。法是技术层面，而道是理论和理念层面。每种心理疗法背后都是关于人性的基本假设，有着深刻的哲学底蕴。我很认可赵然教授在她的"译后记"中提到的观点：对一种疗法的哲学基础和基本假设的理解决定了一个咨询师是不是真正地使用了该疗法。因此，无论是学习这些经典的心理疗法，还是研发新的疗法，都必须由道而入，由法而出，兼备道法，力求在道与法之间自由转换而游刃有余。技法的掌握相对容易，而道理的领悟则有赖于经年累月的研习和体悟。我由衷期望阅读这套译丛能成为各位读者认知自我，理解人心与人性，创造完满人生的开端。

辛自强　教授、博导、院长
中央财经大学社会与心理学院
2017 年 6 月

家庭治疗认为人类问题都存在一定的互动性，出于这种本质，家庭治疗一直将自己视为最激进、最具创新性的主流心理治疗。有时，家庭治疗师甚至将"自我"看成是关系网络的组成部分以及对关系的解释，而非某种实体的存在。家庭治疗认为，正因为人类之间关系网络的存在，处理人类困扰时更需要关注人类彼此的互动空间：人与人之间的空间，而不是个体内部模式。

一些民间格言也支持这样的观点，例如："没有任何一个问题是单独个体的原因"，或是"我们爱的人决定了我们存在的方式"。简言之，这就是家庭治疗的悖论，其提出的"关系是问题的组成部分，只有疗愈关系，才能解决问题"引发了治疗界的思考。套用菲利普·拉金（Philip Larkin,1974）的话，家庭可能"让你觉得很烦躁"，但只有在家庭的帮助下才能找到彻底的解决办法。家庭治疗在此基础上提出，治疗师应当在治疗室内直接处理关系问题，而非创伤性事件这样二手的信息。据此，家庭治疗师针对家庭团体和夫妻创建了独特的治疗技术。

这些思想促使家庭治疗从开始兴起的 20 世纪 60 年代发展到当下的 21 世纪，逐渐稳重、专业化，家庭治疗倾向于用实证研究支持自身的治疗实践，政府和科学的专业化团体也建议采用家庭治疗处理系列问题，包括儿童问题（Sprenkle, 2002; NICE, 2004A ＆ 2004c ＆ 2004d ＆ 2005）、进食障碍（NICE, 2004b）、物质滥用（Rowe ＆ Liddle, 2002）和成人心理健康问题（Jones ＆ Asen, 2000）等 [见 Carr（2009a ＆ 2009b）对此所做的详细描述]。

这本书采用"100 个关键点"模型阐述了家庭治疗的基本思想和技术，这对我们来说具有很大的挑战性，因为我们需要限制关键点的选择，同时又希望这仅有的 100 个关键点能够体现出家庭治疗的迷人之处。在实际工作中，我们对要点的理论性和实践性进行了讨论和权衡，由于篇幅限制，我们并未展开叙述那些具有很大争议的理论。这是因为，我们将本书定义为"手册"，而非理论性书籍（详细内容请见 Rivett & Street，2003）。我们也同样希望这本专注于"实践"的书籍能够不那么学术，也不那么理论化，这其实是很困难的。我们两人耗费将近 30 年寻找一种简要描述治疗技术的方式，而其他学者可能会用整本书描写一种治疗技术。

我们希望在某些要点上能够体现出学术性，而在其他方面更偏向应用性，将两者加以平衡和切分，因此这本书读起来并不费力。第二、第十和第十一部分主要是介绍家庭治疗的理论，包括家庭治疗系统理论的争议（第二部分）、家庭治疗实践的广阔背景（第十部分），以及一般的专业性问题（第十一部分）。第三、第四和第五部分主要讲解家庭治疗的核心技术，包括如何设置家庭治疗背景（第三部分）和应用家庭治疗技术（第四和第五部分）。第六部分介绍了家庭治疗各分支或各流派的特定技术。本书贯穿了一系列的仿似真实家庭的案例。家庭治疗是一种治疗方法，具有其自身的精妙之处，因此我们在第八和第九部分阐述了治疗师的自我以及家庭治疗中遇到的问题。我们想确保这些要点不仅仅是一些治疗技术的集合，更是家庭治疗系统实践和一种世界观的体现。

在某种意义上，写这本书也迫使我们思考一名合格的家庭治疗师应当具备哪些基本的技能，我们可以借助治疗实践过程和家庭治疗教学过程得到一些启示。因此我们所写的是一系列不同长度和细节的要点，涵盖了家庭治疗的各个阶段。当然，这些要点可能不能代表我们所有同事的看法，比如在第六部分我们没有突出强调米兰学派的家庭治疗，这是因为在我们看来，米兰学派家庭治疗是许多其他学派思想和技术发展的基石，但是我们希望这些要点能够反映出家庭治疗的核心技术和概念，能帮到广大的家庭治疗师。

这本书简要介绍了家庭治疗的思想和技术，旨在帮助学生学习家庭治疗方法，向家庭治疗师介绍相关技术，对于其他行业的人类服务部门也有参考价值，包括社会工作者、护士、心理学家、全科医生、精神科医师、组织顾问等，我们希望能够将这种最具活力最具挑战性的心理治疗方法介绍给大家，展现其实践应用的精妙之处。

马克·里韦特
埃迪·斯特里特

Part 1

第一部分
系统理论

001

Part 2

第二部分
复杂性和误解

025

Part 3

第三部分
开始治疗

041

Part 4

第四部分
治疗师技术

085

Part 5

第五部分
发展干预技术

109

Part 6

第六部分
各流派家庭治疗技术

137

Part 7

第七部分
治疗的结束

153

Part 8

第八部分
治疗师的自我

165

Part 9

第九部分
应对家庭治疗中常见的挑战

185

Part 10

第十部分
情境中的家庭治疗

205

Part 11

第十一部分
问题讨论

221

100 KEY POINTS

家庭治疗：100 个关键点与技巧

Family Therapy:
100 Key Points & Techniques

Part 1

第一部分

系统理论

1

什么是系统？

家庭治疗师治疗模式的基本理论是系统理论（system theory）（Bateson, 1972 & 1979; Nichols & Schwartz, 1998; Becvar & Becvar, 1999; Glick et al., 2000; Goldenberg & Goldenberg, 2000; Dallos & Draper, 2005）。例如，沃尔龙德·斯金纳（Walrond-Skinner, 1976）就认为家庭治疗是"对自然系统的治疗"。系统理论是家庭治疗所有传统思想和技术的根源。很多家庭治疗师更愿意将自己称为"系统治疗师"而非"家庭治疗师"。这也是我们编写这本书——《家庭治疗：100个关键点与技巧》——的初衷。

自然界的运转也是基于系统的功能。举个简单的例子：在任何地方，动物和植物会因为它们的栖息地及气候而彼此关联，它们形成了一个生态"系统"。夏季高温炎热，它们之间的相互依赖性就得到了充分的体现。例如，夏季的高温导致田地里昆虫数量的增加，这样来田地里觅食的鸟类数量也会增加。随着鸟类数量的增加，供昆虫寄生的植物也会逐渐遭到破坏，田地的数量减少，不利于昆虫栖息，这又导致昆虫数量减少，继而鸟类飞去其他地方觅食，数量也越来越少。自然界就是充满了这样的生态系统。

我们可以将这个田野以及栖息其中的生物看作一个系统，这个系统也是与外界相联系的，并非独立存在。该田野周边的树篱并不会封闭这个生态系统，我们可以任意地选择我们将要研究的系统。比如，我们可能会关注田野里某个更容易保持水分的角落。这个角落就是一个子系统，在该子系统里生长着不同的植物，可以支持不同的昆虫生存，这样或许会吸引不同种类的鸟。因此，我们在该领域大的生态系统中定义了一个新的小的系统。类似地，我们可以将其他领域纳入其中，扩展这个子系统，这样我们将了解更多其他地域的植物和野外活动。随之，该田野变成了当地的一个子系统。可以说，一切事物都可能是另一种事物的子系统，我们可以任意地选择想要了解的系统，家庭治疗师将这一过程称为系统分割（Punctuating the System）。

谈论自然系统时，我们还要考虑其他方面。所有系统都会随时间发生改变。因此，我们或许可以思考人类耕作如何影响田间生态，或者是全球变暖对我们居住地的影响。观察一个系统时，我们所采取的边界和标记可能是依据地理、时间或是其他影响我们注意力的事物（换句话说，就是观察者的背景）。系统理论意味着所有系统都是可渗透的（它们的边界是模糊的），任何系统的内部和外部都是可以任意定义的，我们可以从多个角度看待某个系统。贝特森（Bateson & Bateson, 1988）和一些家庭治疗师（Keeney, 1983）认为没有人能够完全描述任何系统，只能对系统作部分描述，并且这其中还掺杂着描述者自身的意图或偏见（Keeney, 1983; Cecchin & Lane, 1991）。我们可以用二阶系统理论或二阶控制论来理解观察者影响观察结果这一现象（Becvar & Becvar, 1999）。观察者观察田野可能会吓走大量的鸟，导致鸟群的数量不能得到精确测量，因此从这个角度来看，被观察的系统可能与未被观察的系统存在差异。

再回到系统这个话题：自然系统的特性就是其"部分"彼此相关，交互的部分系统会影响整体系统的功能。因此，我们可以根据部分之间的联结模式思考系统的功能。这就是一些系统理论家所说的"整体大于其各部分的总和"。部分系统之间的联结涉及信息交换。上述的田野系统中，这种信息交换的方式是温度升高，植物生长，吃植物的昆虫和吃昆虫的鸟类数量增多。每个部分相互连接并以某种方式与其他部分相互关联，该信息交换中发生的事情取决于系统的性质。我们将该信息交换的过程称为反馈（feed back）。田间植物越多，可能会导致昆虫数量增加，继而又导致鸟类数量增加，这就是所谓的反馈升级 / 增强（escalating/rein-forcing feedback）（O'Connor & McDermott, 1997）。反馈也可能会使信息交换的模式"停止"并导致原先信息交换的减少，例如田间植物减少，昆虫和鸟类数量也将减少，这种反馈称为平衡反馈（balancing feedback）（O'Connor & McDermott, 1997）。在人类系统中，信息可以通过言语、情感和行为进行交换。

系统通过各部分之间的信息交换保持自身平衡。系统内一个元素的变化将产生新的信息，这种信息通过交换，导致系统的其他部分发生变化，从而保持系统功能不受影响。举个例子，人体可以通过自身系统调节体温，当我们感到热时会流汗或者脱衣服。系统理论中，该过程称为"稳态"。所有系统在某种程度上都是对外开放的，会受到外部系统的影响，且不可控制，随着系统发展，这种影响也在不断变化，这个过程就是系统理论中的形态发展（morphogenesis）。

2

家庭系统

家庭治疗师致力于将系统理论运用于家庭，包括核心家庭、同性恋组成的家庭、单亲家庭、再婚家庭以及大家庭(Walrond-Skinner, 1976; Nock, 2000; McGoldrick & Hardy, 2008)。因此，在家庭治疗师看来，治疗重点在于揭示个体和个体之间的联结模式，家庭的每个部分都会对整体起到作用。

在自然系统中，一个部分的变化会对其他部分产生影响，家庭系统也是如此，个体与个体之间每一个行为都会产生关联效应。就简单的核心家庭而言，父母间的互动将会影响其中一方对孩子行为的处理方式，且该过程也存在反馈——孩子或许也会对父母间的互动方式产生影响。当然，这种反馈的过程是比较复杂的，比如，孩子对父亲和母亲的反馈是不一样的，这可能会导致模式升级。因此，家庭通过成员之间的关系来体现其功能，这种关系是建立在信息（情感、认知和行为）沟通的基础上的。

家庭中最常见的信息交流方式就是语言交流，但也存在非语言交流和其他行为交流方式。家庭中的沟通是必需的，个体的所有行为都是在与他人进行沟通，根据其交流模式，我们可以将家庭看作是一个开放的人类系统，我们通常会这样形容一个家庭，比如"我们是一个亲密的家庭""相比儿子，父亲和女儿更亲近"等等。这些描述（注意，它们只是部分的系统性解释）向成员解释了"家庭"的意义。需要注意的是，沟通往往也存在着矛盾性，贝特森（Bateson, 1972）将这种现象称为双重绑定（the double bind），比如，上述例子中的孩子可能会说，他生妈妈的气但是又会为了一个拥抱而听从妈妈。贝特森认为这种矛盾的沟通方式是没有意义的，他还描述了一种以升级反馈（他称之为对称关系）和互补反馈（complementarg feedback）（互补关系）为中心的关系模式。比如，父亲对孩子施暴，如果孩子也用暴力方式给予反击，就称之为对称关系，如果孩子变得顺从，那就是互补关系。

家庭不是个体的简单结合，而是一个整体，这是系统理论和家庭治疗实践的关键。家庭成员的个人特征不仅仅是个性，更是一种沟通的行为方式，从这个角度来说，在交流时，相较于描述个体本身，描述个体特定的行为可能更加准确和恰当。因此，将个体描述为控制型，就可能没有深刻全面地理解其在任何特定的时间与他人的互动模式，描述者也只能部分地看待个体，因为他们身处系统之中，角度受限。与其说个体正在控制他人，倒不如说家庭交流系统中正在进行某种特定的互动，如此描述更加准确。因此，我们可以说，人类的行为和活动是在交流中产生的。

信息交换，即"交流"，是人类系统相互作用的基础。沟通是人类必需的，个体通过沟通与他人联结，从这个角度来看，与其说是个人沟通，不如说个体是由他／她的沟通构成的。沟通频率和其所产生的影响决定了家庭系统的边界。住在一起的家庭成员，会共同分享亲密的时刻，完成家庭任务，比如照顾儿童和老人、财政预算等，他们之间持续不断的沟通决定了他们是谁。上述例子中，小孩生病时祖父母会帮忙照顾，相较于其他家庭成员，祖父母和孩子的沟通较少，但在某个特定时间，他／她将会对事情产生重大影响，因此，家庭的边界是会改变的，这取决于参与其中的个体。所以家庭也和其他自然系统一样，拥有子系统。从这个意义上来说，任何家庭或者人类系统的边界取决于个体如何定义它，或者是外部观察者如何定义它，比如谁在系统里面，谁又在系统外面。因此，个体是家庭沟通系统的一部分，并且不断地参与沟通系统，这正是人类身份的核心特征。

3

个体与系统

人类具有社会属性，我们总是存在于家庭、团体、文化等系统中，同时人类也具有系统性，但我们会经常忽视自己是某系统的一部分，也就是说，我们对人类的系统性是无知的。

我们每时每刻发生的行为，既是在表达自我，也是在和他人沟通。我们在强调这一点的时候，往往会忽视另一点，这就是系统缺失的表现。作为个体，我们强烈地希望表达自我，我们重视"我做了什么"而忽视了"我们这么做会有什么贡献"。

人类忽视其系统性的另一个原因是，个体需要在事件发生之前做好准备，提前制订策略和方案。构建我们自己的故事或叙述过去发生的事情（或未来会发生的事情）时，我们会脱离当下并给予自己足够的"思考时间"。个体将重心放在自我意识上，而不会注意到他人的活动对交流过程产生的影响，虽然这样有利于问题的解决，但"超时"会导致个体对系统运作缺乏足够的意识。也就是说，个体过度关注他／她自己在系统中的事件将导致其忽略自身在功能系统内的运作。比如，家庭成员重点关注"这是我需要的"或"这是别人对我的行为"，而不考虑整个家庭的互动过程，这种情况将会持续发生。因此，个体和家庭可以理解自己的社会互动属性，但这需要个体在系统范围内考虑自己的观点，这一点很难做到，特别是在出现问题的时候。

人类不习惯系统性思维方式，这从侧面反映了家庭心理治疗面临的挑战。以往大多数心理健康服务只是"责怪"某个家庭成员，并组织、改变或改善个体的行为、

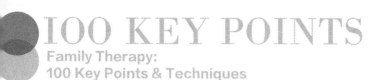

信念或情感。为此,早期的家庭治疗师(Haley,1981)告诫大家勿将家庭治疗作为精神卫生服务的一部分。家庭治疗是将个人的信念、行为和情绪置于特定情境中的治疗方法,既不会责备某个成员,也不会推卸某个成员应负的责任。

4

循环与互动

在系统内，稳定模式的过程和变化的发生是循环的而非线性的，因此任何行为都是对系统内其他互动过程的反应。某个家庭成员的行为是对其他家庭成员互动过程的直接反应，不管这些互动是否与个体直接相关，这些行为继而又与其他家庭成员发生互动。原因导致结果，结果又会自动成为另一个原因，这就是所谓的循环。

举另一个例子。孩子自己在厨房，他站在椅子上试图去拿冰箱里的冰淇淋，他从椅子上跌落，并摔断了腿。妈妈必须将孩子送到医院并通知了在上班的爸爸立刻回家照顾其他孩子。爸爸答应了，但同时他也在担心这是否影响他今天的日程。所以在几小时后，爸爸拨通了奶奶的电话，希望她能来家里照顾孩子以便于他回去继续工作。奶奶来家里照顾孩子，并为他们做饭，但妈妈回到家会担心奶奶是不是用了变质或者不适当的食材。

在上述例子中，如果只考虑事情发生的直接原因，我们会责备妈妈照顾不周，爸爸导致奶奶干扰了家庭的正常生活（比如，到底煮了什么食物）。然而，这种考虑因果关系的线性方法没有体现该案例互动的复杂性。另一方面，关注事情的循环性，而非问题的起始点，这样可以避免指责某个家庭成员，从而有助于深入了解家庭生活的本质。强调影响家庭成员的情境，可以避免责备，关注责任，因为所有的家庭成员都必须在家庭系统中发挥作用。

系统，如家庭系统，其内部会不断地沟通和交流，促进系统内各个部分和层次之间的循环互动。可以发现，每个家庭系统的沟通包括发出和接收信息。这种信息交换的连续无限循环没有开始和结束，就像一个随时间移动的螺旋形圆圈。

在这样的家庭中，变化是如何发生的？这是家庭治疗师需要思考的问题（Keeney, 1983; Rivett & Street, 2003）。我们已经发现，系统"自然地"趋向于平衡，但同时系统也会随时间而发生改变。家庭治疗师在谈及"家庭生活圈"的问题时 (Carter & McGoldrick, 1999)，指出家庭需要不断发生变化（详情参加第9个关键点），而系统理论提出，改变发生于新信息不适用于旧的关系系统时。因此，家庭治疗师坚信治疗的法则是在系统中引入新信息，这些新信息可能是家庭系统中新的信念、情感或者行为 (Carr, 2000)。

新信息必须有一个系统的结论（这会影响家庭系统的整体性），因为交互属于系统而非个人，这是改变发生的条件，也是最初来源。个体不能完全地为所欲为，在某种程度上，个体的行为取决于他们所处系统的循环互动模式。从这个角度来说，系统影响并试图改变以往的互动模式，以此促进变化的发生。这些变化可以帮助个体表现出不同的、新的行为模式。家庭治疗师疑惑"差异是否明显"时经常引用贝特森的观点，贝特森认为系统因差异而发生改变，这个差异需要产生效果，促进变化 (Bateson, 1972: 453)。这就需要家庭治疗师像一个治疗的记者，在治疗过程中探寻问题的新信息或者是从新的视角看待问题。举个不太恰当的比喻，家庭治疗师就像是爵士音乐家：寻找音符和音符之间的空隙，促进家庭系统即兴表演而不是单调地按曲子演奏。

5

结构和情境

我们已经证明，系统、系统边界、结构和意义都不是固定的，此系统可能被包含在彼系统内。家庭是社区（以及文化和政治系统）的子系统，家庭系统内部也存在子系统，家庭中的子系统定义了家庭的"结构"（Minuchin，1974），家庭结构与家庭所有子系统相互联系的方式以及形成的不同互动模式有关。

每个家庭成员都会和其他成员产生不同的联系，这是由特定个体的相互作用决定的，尤其是起到核心作用的个体，例如母亲、父亲、伴侣、兄弟姐妹、祖父母等。虽然子系统的边界是任意的，但它们确实具有某些功能价值，因为在特定的时间，子系统内的个体具有特定的任务。例如，一些特殊的育儿任务需要由成熟的成年人（父母）完成，而不能由其他儿童代替父母完成。这个子系统就是执行子系统（Minuchin，1974）。但是在执行子系统，有时父母可能会要求一些年长的孩子照顾年幼的孩子，但只要父母仍然负责孩子的抚养和教育，那么年长的孩子就不会成为执行子系统的永久成员，这样他们就有可能用合作性的灵活的方式帮忙照顾孩子，父母则可以帮助他们发展和提高成长过程中所需的技能。

不同的家庭不同的子系统有不同的个体。每个家庭子系统的情况及其相互作用将导致个体不同的行为。哥哥照顾妹妹和兄妹两个都被妈妈照顾长大的情况是不同的。

家庭中子系统结合的方式有很多，尤其是三代家庭。最常见的子系统是亲子系统、兄弟姐妹系统和祖孙系统。孩子和父母发生互动的系统就是亲子系统。在这种情况下，这些被界定的团体如何相互关联就决定了家庭结构，以便执行家庭生活中的任务。因此，虽然我们可以描述某个子系统的组成结构，但是这些特定部分之间的边界会随着流动的维度、互动的灵活性和功能性的变化而发生变化，以便完成家庭生活中的工作。

不同的人在不同的关系中会扮演不同的角色，比如在三代家庭中，夫妻需要同时作为孩子（祖父母的）和父母（孩子的）、兄弟姐妹和伴侣。成年子女和成年父母的互动方式与幼儿和父母的互动方式不同，祖父母和成年子女单独相处时的表现和与孙辈相处时也是不一样的。因此，每个子系统之间都存在相互作用，从而创造出不同的行为模式，以应对不同的情境。

情境可以被定义为一种关于事件的可识别的模式，这个模式也可以是家庭成员关于即将发生事件的预期。这可以帮助人们组织自己的行为，赋予事件意义。而这种情境也会随着个体的期望发生变化。举例来说，祖父母在和他们自己的孩子处理财务问题时与他们在家里和婴儿相处时的表现是不一样的。情境不是一种固态的设定，而是个体在此时此刻对行为的期望。功能完全的家庭能够在家庭内部创建足够多的交流互动，并随机应变（Walsh，2003）。而越是存在适应性问题的家庭越是不能随心所欲地改变情境。

皮尔斯和克罗伦（Pearce & Cronen，1980）指出，即使是在独立的情境中，多种系统的运作也是有帮助的。因此，在第4个关键点的例子中，这个母亲向丈夫寻求帮助时，只有在她知道自己可以向丈夫求助的情境下，才会进行真诚沟通（例如，"请回家，我必须带儿子去医院"），但有些关系情境是不包含这个前提假设的。比如，有些关系中首选的帮助者可能会在更大的家庭圈内（在这个例子中是奶奶）。同样，关系情境也受这种关系历史背景的影响，根据其过去处理家庭危机的经验来判断和推测。因此，我们或许可以假设，过去的事件导致了共同责任，父母联结成一个团体。这种关系又处于一种情境中，该情境受到其原生家庭（family of origin）每个成员过去处理家庭问题经验的影响。通过这个例子，我们会发现在家庭中这种联合决定是很常见的，同时情境也影响了这对夫妇如何应对孩子事故导致的危机。

　　在多种情境中考察互动模式，这可以帮助治疗师在众多不同系统中寻找"新的差异"，但是这也受到"更大"情境的影响，比如关于家庭如何处理日常问题的文化、政治、意识形态和宗教信仰等。因此，不同的家庭，比如同性恋家庭或者少数民族家庭处理类似的家庭日常时不得不应对文化和制度问题，而这可能会阻碍他们处理家庭问题。例如，在第 4 个关键点中提及的例子，如果这是一对同性恋夫妻，丈夫抛下工作而去照顾孩子，在这个歧视同性恋者的工作情境下，丈夫就很有可能会失去工作。因此，如果他突然离开岗位，可能会更加担心失去工作，但是性取向正常的父亲则会被视为"称职"的父亲（McGoldrick & Hardy, 2008）。

6

家庭规则、情境和意义

　　家庭中的每个情境都形成了一套如何在此种情境下表现的期待。家庭成员需要很快地觉察到他们在任何特定时间处于何种特定的情境下。正在行动的家庭成员已经首先构建了一种情境，比如，如果妈妈和爸爸在讨论如何装饰浴室时，孩子就会意识到这是"大人之间"的对话，小孩没有插话的必要。因而孩子们就不会持续关注这个话题。在这个例子中，孩子遵循了一个家庭规则，即不参与父母之间某些特殊的对话。

　　时间和空间同样也构建了一些情境。比如，当一家人在客厅看电视时，六点新闻将要开始，家庭成员知道要保持安静，使得母亲可以听清楚新闻联播。在这种情况下，假设"保持安静"这个规则是家庭成员共同默认理解的，那么如果有人窃窃私语发出声音就会被旁边的家庭成员提醒，让其保持安静。但这个说话的家庭成员可能还会继续喋喋不休，此时整个情感环境发生了微妙的变化，其他成员预感到母亲会生气，并认为当母亲生气时，远离现场是最安全的选择。这就是另一个重要的维度：情绪氛围。然而，"妈妈的愤怒"和"爸爸的愤怒"是截然不同的两种情境，这对孩子和父母本身而言都存在不同的规则。因此，情境的不同取决于涉及其中的人、时间、地点、情绪氛围和互动目的。

　　我们认为，与其说"家庭规则"是家庭成员认为的规则，倒不如说是个体在特定情境下通常的行为表现。比如，在"妈妈生气—爸爸生气"的情境下，有可能最小的孩子开始不听话，最大的孩子会教育他，然后所有的孩子开始争吵，这时候妈妈就会停止和爸爸争吵，而去处理孩子们的矛盾。互动链（circular interactive chain）中的每一个元素都可以成为特定情境中的"规则"。

　　家庭治疗师通常会探索这些隐含的家庭规则，并寻找其他合适而有帮助的规则替代原先不成文的家庭规则，以促进家庭改变。临床实践中遇到的规则有：孩子如何变得独立，哪些家庭问题应该告知孩子、哪些需要保密，谁导致了家庭问题，男女是如何分工的，谁唱红脸、谁唱白脸等。家庭如何与外界社会联系的规则尤其重要。家庭与专业人士或非家庭成员谈论一些家庭问题时，特别会受到规则约束，但即使他们难以说清楚家庭规则，他们的行为也仍然会受到"规则"的影响。

7

历史和发展

尽管家庭发展的过程不是线性的，但家庭本身确实存在时间的线性维度。随着时间的推进，家庭需要应付一些可预测的发展性事件，比如孩子出生、成长、成年、组建自己的家庭、面对老龄化，直至结束生命（Carter & McGoldrick, 1999）。家庭生活和发展的阶段是从个人开始的。个体生命周期（life cycle）是编织整个家庭脉络的线索，特定家庭生命周期的现象和模式也反映了个体线程的变化。思考"家庭生活圈是如何组建起来的"最有效的方法就是关注成长过程中的任务，这也是治疗师必须要思考和处理的问题，以便于更好地解决发展道路上接下来的问题。这些个人成长的任务本质上是和其他家庭成员相互联系的，一代人的任务和另一代人的任务也是相关的。比如，一个人需要一定的个人自主权以满足自我独立的需要，同时，父母也需要鼓励并引导其子女独立。因此，独立任务是子女和外界社会建立关系的基础，同时对父母来说，这也是孩子离开家后找到另一半成家前的准备。显然，任何任务的"解决方案"对未来的发展都很重要，但解决问题的过程也同样重要。实际上，个人的发展和家庭的发展是一个连续的不断遇到各种任务的过程，在这个连续的过程中，我们可以随时进入这一代发展的过程，但在另一代发展中又返回到相同的生命周期点上，这就是发展周期的本质。生命周期上的任何一个时间点，本身就是嵌入在一个不断变化的历史情境中，不断变化，扩大或收缩。

所有的家庭成员都无形地体验着自己在每一代中不同的角色：晚年妇女可能扮演过女儿、母亲和祖母的角色。尽管这些角色随着时间不断发生变化，但作为女儿和母亲的角色是永远不变的。我们也无法避免童年对我们的影响，如以特殊方式被照顾的经历、我们期待某些行为的经历、学习掌握知识的经历。当然，我们在经历童年的同时，我们的父母不仅仅体验父母的角色，他们也回顾了自己的童年。正是这些联结了每代人又分割了每代人，这就是真正的隔代问题。

可见，每个家庭的发展历史告知了家庭成员以何种模式完成既定任务。家庭生命周期也体现了我们成为个人和如何与家庭相处的过程。而这在一定程度上取决于我们父母的生活方式以及他们父母的生活方式。

在每个个体的发展历程中，他们都会以某种特定的方式应对压力，与某种特定类型的人交往，并对如何产生和应对情绪有清晰的认识。每个个体都会依照其家族史中关于男性和女性行为表现的蓝图展开自己的生命历程。这个"家庭剧本"甚至决定个体特殊的生活方式，影响其择偶，要求我们遵行"任性的孩子""聪明的孩子"和"贴心的女儿"等角色。这个家庭剧本为我们构建自我形象提供了框架。家庭会以故事或叙事的方式形成一系列的"家庭神话"（family myths）（Bagarozzi & Anderson, 1989），以确保所有的家庭剧本都是依照家庭发展模式的。这些故事告诉家庭成员规则是如何发挥作用的，以及家庭的核心规则是什么，从而形成家庭认同感。

作为一个系统，各代家庭之间有很多细微的差别。家庭治疗师称之为代际家庭剧本（inner-generational family script），这可能有助于家庭面对危机。鲍恩（Bowen, 1972）和利伯曼（Lieberman, 1980）提出了一些评估这些家庭剧本的方法。宾·霍尔（Byng Hall, 1995）提出了家庭剧本的两种版本：复制版和校正版。前者是指一代又一代遵循旧的行为方式；后者则是新的一代在之前的家庭剧本基础上寻找新的突破。最近叙事治疗师（White, 2007）指出，由于家庭系统总是在不断发生变化，家族历史也经常被重新解读，所以对于过去家庭经历的看法不是绝对正确的。

8

意义和时间框架

通过对上面几个关键点的理解可知，家庭系统（人类系统）不仅受结构或反馈的影响，同时也受意义的影响。在家庭系统内部，有些互动模式发生时间可从几秒持续到几小时，有些则从几天到几周，还有的从几周到几年，甚至从一代到另一代。每个家庭的互动模式都会根据模式的意义制定一些协议——这些特殊的互动过程是如何被感知、理解和运作的。意义是互动过程的核心。在家庭内部，存在着不同层次的意义，而这些同时也构建了"情境"（Pearce & Cronen, 1980）。正如第 5、第 6 个关键点所说，意义的第一层可以从言语行为开始，包括言语和非言语交流，对方会予以回应，这就是一个短暂的互动模式。意义的第二个层次是关系，关系是指两者或两者以上在一段时间内是如何相处的。意义的第三个层次是生活脚本，涉及个人发展的自我概念。最后一个层次是家庭神话（Bagarozzi & Anderson, 1989），包括个人规则和家庭关系是如何运作的、家庭和外界是如何联结的一些概念。

这些层次的意义之间有一个相互影响的过程，家庭神话故事形成了每个个体的脚本，这反过来又影响关系的运转等。但是，插曲、互动和生活脚本可能都受到其"背后"情境的影响。举个例子，家庭中有厌食症（anorexic）的孩子时，他们会感到无助并依赖"外界机构"帮助他们解决问题。如果仔细探寻，我们可能可以解开一个从上一代传下来的家庭神话，该家庭认为精神类疾病是不可控制的，并且超过了一个家庭可以应对的问题范围，这是从上一代遗传下来的观念。如果家庭成员成功对抗厌食症，那么这个家庭神话可能就失去了力量。

家庭利用意义应对社会关系中的各种信息。意义可以帮助信息归类，再将这些归类的信息联系在一起，以某种方式重新组织，这可以帮助我们预测世界是如何运作的。个体允许其他人对任何特定事件意义的不同看法，但个体对他人意见的看法可能是准确的也可能是不准确的。当人们共享意义时，可以保持行为一致，如果他们对意义有不同看法，但需要保持行为一致，他们就需要觉察到他人的看法。如果个体没有准确理解他人对事件意义的看法，就可能会导致冲突。同样地，如果彼此对事件意义的看法近乎相同，但错误地认为其不同，也会引发冲突。

在家庭内部，每个人都会构建一套属于他们自己行为的意义。这一套意义决定我们如何看待过去、应对现在和规划未来。有些意义会与他人分享，有些则只有个人知道。正是这些意义构建了"家庭意识形态"（Palazzoli et al., 1978; Dallos, 1991）。家庭内部认同程度越高，家庭意识形态就会越牢固。但必须谨记，家庭意识形态总会有不同。一个家庭的运作方式和他们共享的意义与该家庭作为一个群体的特殊身份感有关。这涉及家庭成员的价值观、他们所分享的信念和观点，以及他们所表达的家庭意识形态或对自己在世界上如何运作的看法。任何家庭中共享意义都是很重要的，因为这与家庭成员相关，从中可以看出个体是否是家庭成员。

家庭治疗师在实践过程中可以借助这些意义。首先，家庭治疗师应当解释什么对于家庭来说是重要的，让家庭成员意识到自己的家庭是怎样的，帮助初为父母的夫妻意识到他们的期待。其次，家庭治疗师不仅热衷于探索家庭成员之间情境、模式和情绪的差异，还需要关注意义的差异。比如，一个孩子可能会将父母的"愤怒"解释为她是不被关爱的，但是其他家庭成员可能会解释为父母压力太大。意义可以促进差异产生变化。

9

生命周期和过渡期

理解家庭生活的发展轨迹和与此相关的任务的过程中，重要的是考虑家庭从一个生命阶段走向另一个阶段的方式，因此，家庭在过渡期的想法很重要。过渡期是家庭系统从一个相对稳定模式到另一个相对稳定模式的一个变化或不稳定阶段 (Carter & McGoldrick，1989)，整个变化过程是动态稳定的。过渡不是指家庭成员行为连续的细小变化，而是指家庭习惯并适应新的情境，这些情境通常称为"规范"，因为它存在于所有特定的文化中，是家庭经常会遇到的，包括核心家庭、再婚家族、单亲家庭和大家庭。

举个例子，一对夫妻有第一个孩子的时候，家庭会发生巨大的变化。满足孩子的需求优于满足成人的需求，这是依赖性变化模式。一个成年人留在家里照顾孩子，这可能会影响他们如何处理和家人在一起的时光，且家务会增加并需要重新分配，财政状况会随着家庭主要收入者的收入变化而发生改变，这些问题在冥冥中改变了夫妻间彼此的期待。之后家庭的过渡过程从直系亲子系统向外延伸，因为两个父母都决定继续工作，于是请祖父母在工作日帮忙照顾孩子。虽然祖父母都很乐意照顾孩子，但这在某种程度上会影响他们自己的生活以及其与已为父母的孩子之间的关系。

西方文化中，家庭最常见的过渡性事件包括建立家庭，孩子的出生，孩子们开始上学，然后离开家独自生活，退休，伴侣的死亡。当然还有其他的过渡期（Walsh，2003），比如夫妻离婚，这是一种关系的破裂，孩子需要跟随父母一方去别处生活，重新构建与父母相处的模式，这也可以看作是一种"规范"。

　　每个家庭的发展中都会有一些独特的过渡性事件，这些事件对所涉及到的成员都有着重要意义。比如，家中的成年人意外晋升，这可能会影响到家庭迁往何处生活，如何安排家务以便该成员工作，以及家庭的财政情况。

10

过渡期和压力

随着时间的变化，家庭需要面对因改变带来的压力。在家庭生活圈中，发展的时间维度称为水平过程 (Carter & McGoldrick, 1989)。他们自身的压力来源于家庭史，包括关系模式和代际间传递的运作模式（跨代压力）等。这些压力源包括所有的家庭态度、家庭禁忌、家庭期望、家庭标签和每个家庭成员成长所存在的后续问题。

但上面谈论的独特事件是纵向的过程，往往比水平发展的事件更具挑战性。这种不可预测的过程有慢性疾病、意外死亡、事故、离婚和再婚等。系统理论表明家庭系统有其自己的过渡方式，但是多种过渡（纵向和水平）所带来的压力是巨大的。所以，新生儿的降生对绝大多数夫妻来说是一个挑战。如果新生儿有严重的残疾，而父母因为照顾孩子又失去工作，那么这个家庭的资源会受到严重损坏。这种情况下，家庭治疗师会帮助这种家庭重新整合资源，拓宽家庭支持。

从一个生命阶段过渡到另一阶段是家庭发展中最大的压力。如果家庭成员感到焦虑、怀疑和不确定，可能意味着家庭处于过渡危险期，此时我们需要新的意义和新的框架来应对过渡时期的变化。其实过渡期本身不一定会带来压力，但是有些过渡期所导致的外部压力可能会冲击到家庭。生活中许多不可预测的事情也需要改变，需要过渡到一种新的运作方式。例如，残疾儿童的出生或慢性疾病的发病将导致家庭发生很大的变化。有些家庭，由于其家族史的原因，能够很好地度过过渡期，但其他家庭并不能做到。家庭应对过渡期的压力时，不仅需要提高家庭的灵活性和适应性，也需要考虑家庭的稳定性。我们要重视改变，也需要意识到维持原样的价值，这也是很重要的。

因此，我们不仅需要考虑家庭运作的内部过程，也需要觉察这些内部过程对其外部系统的影响。一些家庭在特定的"正常"过渡中会遇到困难，而另一些家庭在处理意外过渡时会遇到困难，每个家庭在发展的任何时候都会遇到问题，且都会以自己的方式应对过渡期及其所产生的压力。因此，任何文化背景中的"常规性"变化都会给家庭带来不同程度的压力，但当发展性压力与跨代（或纵向性）压力同时出现时，家庭系统中的焦虑会显著增加，这可能导致家庭系统的"崩溃"。

本部分概述了系统理论的主要方面。系统理论是家庭治疗师的"宝贝"。许多像系统理论这样的遗产，有时会被遗忘或否认，但它就存在于家庭治疗的日常实践之中。家庭系统理论关注的是关系、模式和情境，它可以帮助治疗师思考家庭生活的方式，以及个体与亲密对象共同生活时可能会出现的问题。系统理论通过强调过程超越家庭原始的特定形式。同时，系统理论也为家庭治疗提供了重要的思路，尊重"自然系统"和其中的成员是最重要的原则。系统理论假定关系中的行为、意义或情感发生变化都会导致改变。最后，系统理论通过关注家庭本身引起家庭改变，这也是其和其他方法不同的地方。

100 KEY POINTS

家庭治疗：100 个关键点与技巧

Family Therapy:
100 Key Points & Techniques

Part 2

第二部分

复杂性和误解

11

系统理论将个体看作"事物"吗？

记住系统理论已经成为家庭治疗实践的核心理论，但需要注意的是，早期的系统理论是基于机械系统研究而不涉及人类互动的（Becvar & Becvar, 1999）。这部分系统理论后来被应用于机器人和控制论系统（包括洲际弹道导弹）。从历史来看，系统理论主要是由格雷戈里·贝特森（Gregory Bateson, 1972 & 1979）引入治疗实践中的。虽然贝特森是一个人类学家，但他具有"生物系统"（他的父亲是一名生物学家）家庭背景，战后数年里，他认为系统理论可以解释很多人类领域的知识。后来，他跟随家庭治疗师学习，又继续将系统理论应用于其他动物"系统"，这其中就包括水獭。因此，一些治疗师（包括一些家庭治疗师）对将物理科学中的概念应用于人际关系感到不自在也就不足为奇了，毕竟人类不是机器，其反应是难以预测的，这种创造意义的能力可能就是人类与机器的本质区别。因此，一些评论家试图修正系统理论，将其视为一种意义上的建构，而非将家庭生活比喻为机械，比如波格丹（Bogdan, 1984）将家庭系统视为"生态思想"，安德森和古勒施恩（Anderson & Goolishian, 1988）指出"人类系统是语言的系统"。这些学者都认为，系统理论及其反馈机制、重复模式和边界的观点不能解释家庭和个体是如何变化的，也无法描述个体在人际关系中是如何感知的。

批判促进了家庭治疗中其他理论的兴起（White & Epston, 1990）。事实上，家庭治疗教科书可以分为两部分，包括系统理论（如本书）和其他理论（Lowe, 2004）。本书中，我们认为，尽管作为一个连贯而完整的人际互动理论，系统理论还存在一些问题，但是它仍能帮助治疗师开展治疗工作，如系统理论所强调的关系、互动、模式和集体变化，与其他治疗的重点不同（这些治疗突出了内部经验、过去的创伤和个人的行为改变）。

当谈到系统理论，我们也应当注意系统理论的"字面理解"。因为系统理论认为人际关系存在不同的观点，并假设没有一个观点是"对的"。在家庭治疗中，我们对所有的观点都持开放的态度，这种态度就是后文中所描述的"好奇"（见第 27 个关键点），但同时假设对观点的不确定性，这一点也适用于系统理论。因此，我们应当将系统理论视为一种隐喻而非真理：在家庭治疗中，系统理论只是一个提供方向的地图，而不是实际存在的某个点。贝特森（Bateson，1972）喜欢引用禅宗的故事——月亮在水中的倒影并非月亮本身；指着月亮的手也不是月亮；地图只是地图而不是领土。在这种意义上，系统理论应用于家庭生活时只能将其看作一种隐喻，而非真理。波科克（Pocock，1995）指出，和其他理论一样，系统理论应用于家庭治疗的隐喻只有在有用的情况下才会有效。罗夫曼（Roffman，2005）和西蒙（Simon，1992）也认为，当代家庭治疗师在实践中采用系统理论时，应当持谨慎态度，温和处理。

12

家庭治疗忽视了个体吗？

家庭治疗关注关系中的互动和模式的后果之一就是，家庭治疗师可能会忽视个人的经历，甚至将家庭看得比家庭个体成员更重要。这是对系统理论的又一批判（Rivett & Street, 2003）。有些学者称这是家庭的显化（使家庭成为一个"坚固""真实"的实体）。一般来说，这些批判者大都主张在家庭治疗过程中关注个体的作用，他们希望家庭治疗师促进社会正义，或是深入了解家庭生活背景（Poster, 1978）。但大家熟悉的系统公理认为"整体超过其部分总和"，这支持了系统理论的观点，比如"部分没有整体重要"。一些学者认为，社会发展需要充满幸福感的劳动力，幸福的家庭生活才能保证个体的幸福感，因此家庭治疗应运而生（Rose, 1999）。从这个角度来看，系统理论创建了一种合理的治疗方式，即通过强调家庭功能来应对个体（反叛性）发展。

早期的家庭治疗的确很少关注社会正义和个人经历问题，以及某些特殊家庭，如"精神分裂症"或"厌食症"，似乎表明家庭作为一个整体对个体具有决定性的作用。如果用第 11 个关键点中提出的"温和"方式解读这一观点，那么很难否认，在某个层面上，人际关系确实限制了个体发展的可能性。如果排除诸如物质资源之类的情境限制，我们会发现"别人对我们的期望"将限制我们自身的发展，正如名言所说："我们爱的人，决定了我们保持自我的方式"。 我们大多数人终其一生都在平衡自我与人际关系。

另外，上文中还隐含着对系统理论的另一批判，就是家庭治疗师很少探索个人经历，不注重表达情绪。想象一下，精神病学治疗师可能会观察到家庭治疗师在治疗过程中探索关系模式，并询问其他家庭成员是如何理解某个家庭成员的感受的，而不会询问"那让你感觉如何"这样的问题。心理动力学（psychodynamic）治疗师可能会认为家庭治疗师没有"深度"挖掘情感。的确，家庭治疗师基于系统理论关注关系，而非情绪宣泄（释放情绪）。

　　显然，家庭治疗的重点是个体家庭成员理解他人的思维、行为和情感体验，但如果这在临床和人性层面很重要的话，家庭治疗师也会探索个人经历。例如，治疗有创伤或虐待经历的个体时，家庭治疗师也会积极探索其"未说出口"的创伤经验（Woodcock，2001）。需要注意的是，家庭治疗是鼓励家庭成员促进疗愈过程，而非通过无益的模式或反应阻止疗愈，换句话说，家庭治疗的重点仍放在系统上，但也不会忽视个体。

13

治疗师的"自我"

　　家庭治疗师认为"家庭"是一个具体化的概念，这也引起了关于家庭治疗的另一种批判。曾接受聚焦个体治疗的治疗师认为家庭治疗师在治疗过程中缺乏对治疗自我的理解（Baldwin，2000）。换句话说，"家庭"被视为一种关系的客观载体，客观的"局外人"可以不涉及其自身的内部模式，而通过治疗对其产生影响。

　　有趣的是，该批判与家庭治疗史有一定的相关性。例如，海利（Haley，1981），早期最具批判性的家庭治疗师之一，认为治疗师的治疗不是必需的，因为这只会导致治疗失败（他是心理动力学治疗的批判者）。20世纪80年代，系统理论得到修正，学者将"二阶控制论"（second order cybernetics）纳入其中（Becvar & Becvar，1999）。该版本的系统理论认为，我们所见到的会受到预言者偏见和限制的影响。比如贝克沃（Becvar & Becvar，1999：36）所说，"正如我们所观察到的，我们会去影响我们试图理解的……我们不是发现行为，而是创造行为"。这种对系统理论新的理解方式彻底改变了家庭治疗师对自己治疗工作的看法，也促使治疗团队意识到自身受到一些偏见的影响。这些偏见是建立在家庭早期经验、阶级、性别、性取向、种族和文化等基础之上的。这种变革也促进了家庭治疗的发展，黎恩·霍夫曼（Lynn Hoffman）将其称为"二阶家庭治疗"（second order family therapy）（Hoffman，1993，2002），其有着很长时间的家庭治疗工作背景。这种二阶家庭治疗将自我疗愈融入治疗，并且鼓励协作式治疗，改变团队治疗的方式。

　　和其他新的治疗方式一样，二阶家庭治疗方法也主张治疗师忘记先前与自己的历史观相矛盾的治疗方法。因此，即使在早期家庭治疗中，也有家庭治疗师强调治疗师自我的重要性（Kaslow，1987；Lieberman，1987；Street，1989）。二阶控制论的确使治疗师重视其在培训和自主实践中的自我发展（Hildebrand，1998），我们将在第 73 ～ 80 个关键点详细阐述这些。

14

家庭治疗忽略了家庭的社会情境吗？

许多认为家庭治疗使家庭更加具体化的批判家还认为，家庭治疗使得家庭脱离了社会情境。这个观点涉及很多方面，且是由很多主流的家庭治疗师自己发展出来的。比如波斯特（Poster，1978）的左翼观点，他认为家庭治疗师唯一看重家庭系统，忽视了社会情境的力量，并提出阶级关系、贫穷和不平等的结构更有可能成为家庭问题的决定性因素而不是家庭动力，结构性因素可能导致关系"功能失调"，进而导致治疗失败。

目前这些争论存在于所有形式的治疗中（Pilgrim，1992 & 1997），家庭治疗师认为，在这一问题上应考虑到在治疗室内存在的不平等性（Carpenter，1987；Epstein，1993）。认为家庭治疗忽略家庭社会背景，其实是隐含着"家庭治疗将问题归因于家庭动力"的假设（Morton，1987）。该观点遭到了艾斯勒（Eisler，2005）的批判，他指出，问题家庭的动力变化，可能是家庭问题导致的。

从某种意义上说，该批判没有体现出系统理论在理解家庭问题方面的多层次性。事实上，一些家庭治疗师认为所有的特定问题都存在多层次的情境性原因（Pearce，1994），在治疗的任何阶段，关注最重要的情境性原因都有助于问题解决。例如，治疗可以关注家庭如何提高其社会环境，或是如何改善父母冲突问题等。事实上，当代叙事家庭治疗（narrative family therapy）采用的就是这样的做法（White，2007）。其中的关键问题是"什么层面的干预有助于家庭更好地去应对问题？"如果家庭治疗师认为有必要，他们可以与学校、同辈群体和社区团体合作来应对家庭困难。近年来，对问题青少年的干预措施就是一种多系统治疗（multi-systemic therapy)（Sheidow et al., 2003），包含所有这些层面。一些家庭治疗师也处理"贫穷家庭"问题（Minuchin et al., 1998），旨在帮助该类家庭面对和处理社会排斥问题。

然而，像所有疗法一样，家庭治疗也会思考如何治疗能够让家庭生活更加美好，因此，家庭治疗的关注点是如何在治疗中掌控家庭，治疗具有政治性的一面，但其本质上不是一个政治背景。戈德纳（Goldner, 1991）在谈论性别问题时，有力地阐述了这种区别：

> 一旦明确了心理治疗和谈话之间的相似性，那么最好将家庭治疗视为一种修辞策略，帮助阐明生活在男权社会中男女之间爱情与权力的两难困境。（Goldner, 1991:59）

此观点也同样适用于家庭经历的其他所有的情境压力：家庭治疗阐明了限制，以帮助家庭掌握这些情境内外任何可能的变化。

15

家庭治疗是否具有性别歧视？

除了批判家庭治疗忽视社会情境，对系统理论还存在其他的反对意见。女权主义实践家认为对系统理论缺乏深入的理解会妨碍家庭治疗师与多元社会群体进行更有创造性的工作。女权主义者批判家庭治疗师关注"家庭"而忽视了社会的性别建构（McGoldrick et al., 1991）。这意味着早期的家庭治疗模式认为"传统核心家庭"中存在明显的性别角色（gender roles），这是恰当且具有持续性的。而从女权主义的角度来看，这种性别角色常常限制了女性（和女孩），是社会强加男权的一部分。

治疗师在处理虐待问题时，这一批判显得特别中肯。有人认为，如果家庭治疗师坚持以僵化的视角理解系统理论，他会假设所有的家庭成员有平等的权力和影响力（Dell, 1989）。这在大多数家庭或存在暴力、儿童性虐待的家庭中显然是不成立的，这会导致争论和冲突，受害者因为"导致"虐待而被责怪，而施虐者则逃避责任（Kaufman, 1992）。

需要注意的是，只有对系统理论非常狭隘的理解才会导致这样的假设。对于这些言论中隐含的复杂问题，系统理论是完全可以接受的。家庭治疗师在面对新的来访家庭时，会问自己一个关键的问题："谁拥有什么样的权力？"。系统理论表明，在人际关系中每个个体都会影响到他人，他们自我概念的一部分就是关系性质的。但这并不表示个体之间是平等地相互影响。从伦理学的角度看，治疗师应当采取干预措施保护处于弱势的家庭成员，找到结束家庭虐待关系的方法。事实上，一些女权主义家庭治疗师对家庭治疗实践做出了巨大的贡献。目前，胜任的家庭治疗师应当对性别问题保持敏感性，并与家庭进行探讨，看看他们对性别角色的看法是如何限制和阻止彼此之间的互动表达的（Rivett & Street，2003）。

　　我们建议家庭治疗师在治疗过程中保持好奇的态度，尽可能理解情境的不同层面，使用循环问题（circular questions）探索家庭中的性别歧视问题。在大多数家庭中，探索金钱、食物和其他常规的行为模式，如烹饪、清洁（包括马桶）等是有意义的。治疗师采用循环问题探讨这些行为模式，会揭示家庭中存在的性别假设（gender assumptions），这可能与家庭的核心问题有关。因此，我们可以认为，在所有疗法中，使用系统理论的家庭治疗最能够做到戈德纳所提出的："阐明生活在男权社会中男女之间爱情与权力的两难困境。"（Goldner，1991：59）

16

家庭治疗能否促进"正常家庭"？

第 15 个关键点表明，早期的家庭治疗可能受到其时代背景的影响，这会影响家庭治疗过程。以之前讨论的家庭过渡模式和家庭生活周期为例，我们很容易认为如果某家庭经历这些模型所述的各阶段，那么该家庭就是"正常"的。而这可能暗示一个没有经历这些阶段的家庭是"异常的"。事实上，西方国家很少有家庭符合这个模式，世界各地所有家庭也是不同类型的，因此这样的概念是荒谬的，需要进行"修正"。

即使在西方国家，家庭也是多种多样的（Muncie et al., 1997）。诺克（Nock, 2000）指出在过去五十年里，婚姻、同居、生育、抚养子女和家庭形式都发生了重大变化（Robinson, 1997; Gorell Barnes, 1998）。移民也使得家庭结构更具多样化。先进的生殖技术也意味着儿童将出生在多种不同形式的家庭中。

在这种情况下，如果家庭治疗声称存在"最佳"或"正常"家庭的模式，就会有悖于其好奇、开放的立场，忽视了大量需要帮助的家庭。事实上，这种对系统理论的批判过于简单化，或许我们应当从"任务"方面思考，而非"标准"。所有有孩子的家庭，都需要完成养育孩子至成年的任务。在这个层次上，系统理论和家庭生命周期理论是"过程"理论，而非标准理论。治疗师在面对任一特定家庭体系时，可以根据系统理论提问"你们关系中的哪些方面限制了家庭成员的发展"，而不是假设存在某些最有效的方法。从这个角度看，很少有心理治疗像家庭治疗这样，应对各种不同的家庭团体，并将差异性和多角度看待问题视为其理论核心。

这些观点在大量家庭治疗的临床研究中都有所体现（McGoldricket al., 1996；McGoldrick & Hardy, 2008）。也就是说，家庭治疗的核心技术——好奇和不确定性——促进了家庭治疗对多样化家庭的开放性。

17

"家庭治疗"的整合性

对一个局外人来说，家庭治疗的"种类"很多，包括"结构派家庭治疗""米兰家庭治疗"（Milan family therapy）"系统家庭治疗"、"叙事家庭治疗"等，在这里，我们将简要介绍家庭治疗的主要发展情况，重点介绍几个主要的"流派"，我们还将总结这些流派之间的联结点，并强调它们的共同点。

家庭治疗的发展史有诸多版本（Nichols & Schwartz, 1998; Dallos & Draper, 2005），各版本强调的方面都不尽相同（Rivett & Street, 2003）。其中一个版本是这样的，20 世纪 60 年代和 70 年代，家庭治疗随着系统理论在家庭生活中的应用而兴起。这一阶段发展了诸多家庭治疗流派，其中最为著名的是由米纽庆（Minuchin, 1974）所创建的结构派家庭治疗（structural family therapy），以及海利（Haley, 1976）所创建的策略派家庭治疗（strategic family therapy）。这些家庭治疗流派的治疗形式是：治疗师给家庭设定任务，改变他们以往处理问题的行为模式，促进家庭发生变化。20 世纪 70 年代和 80 年代早期，米兰家庭治疗流派兴起，家庭治疗的重点转向家庭意义，并逐渐处理一些复杂的具有挑战性的家庭问题，如有精神病和厌食症成员的家庭。

米兰流派（Palazzoli et al., 1978）将团队治疗视为家庭治疗的一个组成部分，并创建了循环问题的干预方式，这两种治疗方式的发展阶段称为"一阶"，因为它们是基于"治疗师的干预影响和改变了家庭"这样的假设，换句话说，它们是依赖于"一阶控制论 / 系统理论"。20 世纪 80 年代和 90 年代，这种"一阶"观念发生变化，"二阶控制论"鼓励家庭治疗师思考自己在治疗中的角色。霍夫曼（Hoffman, 1993）

是这个概念最为重要的发展者，她受到反思实践和女权主义的影响。这几年，女权主义批判了治疗师最为信奉的理念（Walters, 1990; McGoldrick et al., 1991），同时家庭治疗师也反思了多样的家庭治疗，其中就包括少数民族家庭和同性恋家庭，他们也发现自己在治疗过程中忽略了制度性的压迫和自身作为治疗师的偏见。在此阶段，安德森建议将团队从幕后转到台前，在家庭面前讨论问题（Andersen, 1991），并建立了一种合作式治疗方法（Anderson & Gehart, 2007）。

在这段时间里，后现代主义的思想也逐渐渗入家庭治疗，发展出叙事治疗方法（White & Epston, 1990）。一些家庭治疗史学家将这种后现代主义形式的家庭治疗视为家庭治疗发展史上的"第三次浪潮"。有些学者（Dallos & Urry, 1999）则认为，20世纪90年代后期出现的"三阶"家庭治疗才是第三次浪潮，其整合了家庭治疗前几十年的经验教训。因此，达洛斯和厄里（Dallos & Urry, 1999）认为，家庭治疗师在治疗过程中应用治疗师自我的同时，当代家庭治疗也在关注其结构和意义。

复杂的家庭治疗史可能意味着"家庭治疗"作为一个领域是不太统一的。有学者认为，没有确切的家庭治疗，只有系列的家庭治疗，它是各种家庭治疗的合集（Reimers & Street. 1993）。认为"家庭治疗是过去几十年产物"的观点是错误的，现代社会背景下仍然存在多种形式的家庭治疗（Lebow, 2005）。还需注意的是，目前，一些基于家庭治疗创建的疗法几乎已经没有共同的成分，如叙事治疗（narrative therapy）和焦点解决疗法（solution-focused therapy）。从另一方面来说，现在家庭治疗的技术越来越多，治疗师在治疗过程中会整合这些思想和技术，而非单纯使用某一种治疗流派的方法（Rivett, 2008）。而勒博（Lebow, 2005）则认为，家庭治疗从未如此统一过，在情境中看待个体，以及在互动循环中探索问题，将会帮助治疗师和家庭面对和处理家庭问题。

因此，家庭治疗是系统理论留下的遗产，系统理论决定了家庭治疗关注关系模式，在一系列信念和代际经验中理解行为，并认为个体是完全地与他人发生联结。家庭治疗尤其适用于多代同堂的家庭问题。系统理论也为家庭治疗师的治疗立场提出一些建议。作为家庭系统的见证人，治疗师应当保持好奇的态度、重视多系统间的差异和自我觉知，所有这一切组成了家庭治疗任务。

1OO KEY POINTS

家庭治疗：100 个关键点与技巧

Family Therapy:
100 Key Points & Techniques

Part 3

第三部分

开始治疗

18

协同整合伦理治疗模型

家庭治疗技术和实践发展的重要起点是始于家庭治疗各流派进行合作、整合和基于伦理开展治疗。当前，家庭治疗的实践整合了最初的家庭治疗技术和近50年家庭治疗中新发展的技术（Pinsof, 1995; Sexton et al., 2003; Rivett, 2008）。这一整合突显了家庭治疗实践的核心内容。

整合最重要的原则之一就是合作。在第16个关键点中我们强调过，早期的家庭治疗师认为他们可以帮助家庭而不需要与他们合作（至少现在的术语是这个意思）。但在21世纪，这样做既是不可能的也不符合伦理的。有人认为家庭治疗的合作方式开启了合作取向家庭治疗的新浪潮，也体现了家庭治疗专业实践的与时俱进。这里的"合作"意味着治疗师尊重家庭成员的意见，并与其建立一种开放真诚的关系。在这个意义上，家庭治疗也必须是符合伦理的：治疗师必须尊重家庭的多样性，不强迫家庭成员讨论他们不想讨论的事情，并对家庭成员的隐私负责。治疗师要尊重导致家庭问题的更广泛的系统性"原因"，这也同样重要。符合伦理的家庭治疗实践过程中应当始终关注更广泛的系统对家庭的影响以及家庭本身存在的问题。例如，学校觉得某家庭的女儿存在某些问题，要求该家庭接受治疗，家庭治疗师会帮助家庭成员探索学校的文化对孩子产生的影响以及机制，促使家庭思考其本身对学校的看法和态度，因为家庭因孩子的问题而去责怪学校的现象并不少见。在治疗室中，治疗师想要跟踪家庭对学校的态度，了解家长在设想孩子未来的过程中是否会带有一个"固化"的教育经验。这样的对话可能会在几代人之间展开，以将行为与其背后的态度联系起来。

许多家庭治疗师会通过表达自己的好奇心帮助家庭理解社会和文化的期望如何"控制"着自己。例如，在治疗一个厌食症患者时，治疗师可能会帮助她探索在我们的社会中女性"瘦"的意义（零号身材的讨论，指身材极瘦的女性）。这样的对话可以（但不一定）是外部对话的一部分（见第 65 个关键点），帮助年轻人看到他们所接受的"自我"可能并不是自己喜欢的。

还需要关注的伦理就是家庭治疗在实际操作过程中要基于当前的实证研究，并尽可能地在治疗实践中展现出来。这并不是说，家庭治疗需要按照研究手册进行操作，例如家庭中某个成员表现出抑郁症状（Sexton et al., 2008），而相关研究表明夫妇之间的互动和动力的减少、丧失是导致抑郁症的重要因素（Jones & Asen, 2000），那么治疗师在治疗的过程中应当注意探索这些因素。虽然大多数家庭治疗的实证研究都表明，该模式的互动焦点可显著促进症状的改善，但可能还有额外的因素能够进一步促进症状改善。因此，大多数家庭治疗师也会将心理教育纳入其工作中（见第 67 个关键点）。

19

谁是来访者？

在日常生活中，家庭会与各种专业人士接触，如医生、教师、护士、律师、理疗师、社会工作者等，这些人为他们提供各种个人服务。这样，当家庭面临一些困难并需要帮助时，家庭以外的人可能就会参与进来，并创建一个新的家庭系统，我们称其为"问题解决系统"（problem-determined system）(Anderson & Goolishian, 1988)。在某些情况下，家庭成员将寻求这些人的帮助。例如，母亲担心她八岁儿子的不良行为，她可能会去看全科医生。又如学校校长因为男孩在教室里的反常行为要求见他的父母了解情况。因此，问题解决系统有一些是由家庭自愿创建的，另一些则是由想要家庭做某事的外部人创建的。在这两个例子中，医生或校长可以建议父母接受家庭治疗，这样由治疗师和参加治疗会谈的人又构成了一个新的系统，这就是治疗系统。

在某些治疗中，来访者（家庭成员）可能会明确表示："我有一个问题。我认为治疗可能会帮助我解决。"但这种情况在家庭治疗中并不多见。通常情况下，家庭成员，并非是所有的家庭成员，会将自己视为关心的一方，他们认为某个家庭成员遭遇了某些困难，希望其能够接受外部的帮助。他们将自己对家庭问题的"贡献"最小化，或者他们可能感觉自己是导致问题的原因，抑或是认为家庭以外的人导致了现在的问题（见第 3 个关键点）。在我们的例子中，母亲可能会因为儿子的行为问题来咨询治疗师，但如果学校要求得到父母的帮助，父母可能认为，相较于自己和儿子之间的问题，校长与他们儿子之间存在更多的问题。家庭和其他"帮助机构"不能自动而系统地理解家庭并识别出不同家庭成员的"问题"。

　　家庭在接受治疗前都有一些先入为主的观念，设定了问题是什么以及如何解决问题的预期。事实上，引荐家庭接受治疗的人员同样会有类似的先入为主的观念，但这种观念和特定家庭成员可能不太一致（Palazzoli et al., 1980b; Street & Downey, 1996）。一个家庭成员存在某些问题，他最自然的反应就是这是另一个人的错误："如果这孩子更听我的话，我们就不会有这个麻烦"，或"肯定是校长没有丰富的教育经验，要不然我们不会有这个问题"。

　　对于转诊的家庭，治疗师从一开始就必须注意如何描述问题解决系统和谁应该对此负责。如果家庭成员认为是某个成员而不是家庭互动导致的问题，治疗师必须加以澄清，并且探索家庭为什么会有这样的观念。家庭代表的是一个系统而不是个人，家庭治疗师要立即参与这些不同观点的争论，斟酌用词以避免表达出对某个假设或描述的认同。同样家庭治疗师也需要注意强调问题的互动成分，避免"责备"性陈述或将问题归于某人的责任。如治疗师不应将问题描述为因为"罗伯特很淘气"，所以"罗伯特的妈妈很难管理他的行为"。

20

联系和召集

家庭可以通过各种途径接受家庭治疗。

① 专业人士可将家庭转介给治疗师，且明确建议家庭需要接受家庭治疗。

② 心理咨询师在了解问题并且评估后，认为应该进行家庭治疗，从而转介到家庭治疗师处。

③ 心理咨询师在咨询中可能会遇到家庭系统的部分，最好在家庭治疗框架内处理。在这些情况下，心理咨询师要在一段确定的时间内转变角色为家庭治疗师，以达到特定的目标。

在治疗开始前，治疗师要与确定参与的成员沟通，以便安排会谈。治疗师需要聚集治疗系统内的成员，召集的方式有很多种，如邮件、短信等，但治疗师一开始就需要认识到自己和家庭成员之间的沟通过程很重要。 最常见的做法是给家庭写一封信，清楚地表达如果所有家庭成员都能参与第一次会谈，对解决家庭问题会起到很好的作用。

示例：尊敬的琼斯先生、琼斯女士和罗伯特，您的家庭医生泰勒让我和你们讨论你们的家庭问题。你们所有的家庭成员能在 6 月 24 日下午两点钟来我的办公室吗？请让我知道这个时间是否合适。

在某种意义上，这是一个非常直接的邀请信，但它需要由专业人士亲自发送，而不应当来自一个有别人签名的代理。如果家庭知道他们治疗师的姓名，而不是很官方的一些表达，他们会更有意愿参加（Street，1994）。书信也是一种更公开的交流形式，可以让特定的家庭成员自由地观察和思考自己的观点。这种沟通形式能避免口语交流中家庭成员在转述时的错译或曲解等，因此它是与所有家庭成员最直接的沟通。有时，家庭中只有一个成员能够阅读英语，在这种情况下，书信能较为容易地翻译成任何语言。

信件包含所有直接和间接的必要信息。直接信息包括会谈的地点、时间和相关专业人士的联系方式。间接的信息，如将成年人，尤其是父母放在信首，以表达这对夫妇在家庭中的中心性，接下来，信中表明罗伯特也在邀请之列。这封信也需要让家庭成员了解转介人的请求。然后通过参考转诊之前确定的家庭困难来引出问题。这封信还需表明邀请"所有"人出席，家庭将以自己的方式理解这一点，如母亲可以自己带孩子来，父母可以不带孩子来，父母和奶奶可以与孩子一起出席，或者父母可以自己送奶奶和孩子来。治疗师应当理解出现的各种情况，这都是家庭的反应，这种沟通结果也意味着家庭内部存在的某些模式或问题。他们需要解决问题，因此会采取最有意义的行动，这将是家庭对其问题所持观点的第一次陈述，或者更准确地说，是家庭对这个问题的主导观点，因此需要得到认可，治疗师应当理解并接受这一决定。例如，如果只有孩子和母亲来，治疗师可能会问，为什么认为琼斯先生不需要来，并询问这是否意味着家庭处理问题的某种方式（Haley，1976）。

21

会见个人

初次会谈时有几个必要的任务。治疗师需要和每个家庭成员问好，然后介绍自己和一般的专业任务。她需要明确家庭对于问题的已知信息，从而了解会谈的背景。家庭成员需要描述家庭面临的问题，而治疗师则需要澄清家庭对于会谈的期望。

在治疗师讨论个人问题之前，个体通常都有些焦虑。这是因为人们不知道接下来会发生些什么以及他们要做什么。治疗师可以帮助家庭成员减轻这种焦虑感（Reimers & Treacher, 1995）。因此，治疗师在一开始就需要以温和的态度控制会谈，以轻松的方式指导家庭如何在这个新系统内沟通与工作。最好的开始方式就是问候家庭成员后让其安心就座。

治疗师：你好，我是琼·沃森，这里的治疗师。你是琼斯夫人吗？

琼斯夫人：是的。

治疗师：很高兴见到你。请坐。

琼斯夫人：随便坐吗？

治疗师：是的。我猜你一定是琼斯先生？

琼斯先生：是的。很高兴见到你。

治疗师：所以你就是罗伯特？很高兴认识你。（治疗师应当与男孩有直接的目光接触。）你可以坐在你喜欢的地方，但你的妈妈和爸爸把他们中间的座位留给你了，你觉得坐在这里舒服吗？

一个简单的开始，治疗师需注意家庭发生的互动和沟通的所有元素。治疗师会问候每个家庭成员，其中包括孩子。即使是很小的婴儿，治疗师也会试图与其进行一些直接的互动。如果是一位老人，治疗师也会表达对他的尊重。如果治疗师并不认识某个参加会谈的成员，应当礼貌地询问"请问你是谁？"，以此澄清这个人和房间里其他人之间的关系。在上面的例子中，治疗师很早就找到了确定家庭关系的方法，如谈论"妈妈和爸爸"的关系。一些家庭治疗师会尽可能使用成员的名字，扩大"母亲"或"父亲"的角色，而不是被限制为"谁是完整的"。

在这个例子中，我们还发现，治疗师问候的第一个人是第一个进入房间的成员。这个人有一个"开拓者"的角色，是家庭中的领导者和保护者。如果一个孩子首先进入房间，治疗师可能会倾向于首先问候第一个进来的成年人，然后再问候孩子。以此说明，成年人将首先说话并执行子系统。

该示例还演示了治疗师如何观察家庭成员在房间中的行为。父母彼此不相邻，他们分开坐，这意味着孩子必须坐在他们之间。治疗师注意到这一点，并对此进行小型会谈。因此，在与个体进行沟通的过程中，治疗师也需要概述将要与所有家庭成员进行沟通的内容。

22

解释过程

每个人可能都有"与一个从事健康专业的人士预约并告诉他们为什么要参加治疗"的经验。这也可能是家庭成员和家庭治疗师之间第一次会谈的故事模板。有时这个故事可能像潮水一般汹涌：家庭成员（通常是一个）急切地想让治疗师了解整个故事。但有时家庭会沉默以对。因此，治疗师从一开始就需要控制家庭描述故事的方式，解释治疗过程如何进行。这可能涉及一开始的发言权问题，但这仍然有助于获得家庭成员的关注，指导家庭成员轮流发言，告诉家庭成员倾听在会谈中的重要性。

治疗师：很高兴遇见你们，我是这里的治疗师。我需要与不同的家庭谈论他们的问题和困扰，几乎所有的家庭都存在某些问题或某种担心。我需要你们所有成员都告诉我，自己认为家庭中发生了什么，所以我们需要沟通。但首先我需要告诉你们，我们今天为什么会坐在一起，这会让我们更了解彼此。我这里有一封来自你们全科医生的信，他告诉我，琼斯夫人已经找过他两三次，因为你一直担心罗伯特的行为（治疗师看看琼斯夫人，她点了点头）。你的医生告诉我，你发现罗伯特的行为有时很有问题，你认为他不太听话，学校也抱怨不知如何帮助罗伯特。他还告诉我，琼斯先生几乎没有谈论这个问题（治疗师看琼斯先生，他点点头），但琼斯先生一直陪伴着罗伯特，而且琼斯先生有高血压，工作压力很大。

琼斯先生：哦，我不认为这和罗伯特的行为有关。

治疗师：是的，它可能会也可能不会影响你的身体，我们会找到答案的。但我现在需要确定罗伯特是否知道他今天为什么来（看男孩），有些人可能觉得罗伯特的行为难以理解，给自己和身边的人带来麻烦，这就是我们今天都坐在这里的原因。所以我要如何提供帮助？

在解释过程中，治疗师将以特定的方式与每个家庭成员进行会谈，并产生联系。治疗师不会隐瞒她已获得的信息，在与每个家庭成员会谈前，与家庭进行的联系和沟通都持有十分开放的态度。

治疗师需要对谈话设定一些规定，包括治疗师的专业责任，如果她认为某个家庭成员处于危险之中或易受伤害，治疗师可能会采取某种行动，也可能会与某个人交流她与家庭谈话的结果，如推荐者（在这种情况下是全科医生）、她的团队或督导（super vision）。

23

倾听故事

对于"我要如何提供帮助？"这个问题，家庭发言人会描述问题的原因，而且通常会融合一个家庭历史故事。这个描述可能已经在该家庭成员的大脑里排练过很多次。虽然这个时候不需要表达出自己的观点，但其他家庭成员肯定会通过他的描述了解到一些。治疗师会提问房间里的每个人，特定的家庭可能会遵循一个可预测的模式以配合家庭的规则。在这个阶段，治疗师不需要识别这些规则是什么，但应该有意识地记录任何值得注意的事情。例如，通常是由母亲或父亲开启与治疗师的沟通过程，这就是一个典型的家庭规则。另一个典型的家庭规则就是家庭成员的互动过程始于批评（例如"这都是罗伯特自己的错"）。有些治疗师会推迟讨论"故事"，而先谈论一些"闲话"，但家庭急切地寻求帮助，很快会要求谈谈问题。这时候治疗师需要倾听，澄清必要的细节，因为这种要求本质上就是一个需要被接受的信息。

琼斯夫人：大约九个月前我又开始工作，从那时起罗伯特的表现就一直很异常。至少我是这么认为的，我不知道罗伯特是不是因为我不陪他而怨恨我，因为他放学后不得不去他奶奶家。我反复思考这些问题，但是我的丈夫则认为问题没那么大，当然，我丈夫他也有自己担心的事情，因为工作不是很顺利。 现在看来我们需要处理很多事情，罗伯特的行为让一切变得更糟了。我相信如果罗伯特不是那么不听话的话，我们会相处得很好的。

治疗师应当以直接的解释和总结来回应琼斯夫人说的话，基本内容是"好的，现在我可以理解"，但必须表达出"当然这可以改变"。家庭成员在描述故事时可能会有中断，这时治疗师需要使用一些清晰的结构化技巧，确保故事的完整性，以促进进一步的谈话。所以在我们这个例子中，治疗师可能会说（与其他家庭成员谈论琼斯夫人）："请每个人都表达出自己的看法。并且让琼斯夫人来收尾，这样对问题解决会有所帮助，我知道琼斯先生此时可能会有不同的观点，但我觉得我们最好在了解清楚夫人的想法后再听其他的意见。"

治疗师还需要询问在转介过程中家庭发生的事情，以建立前后的联结（"你因为什么决定去看医生，是因为孩子的问题吗？"）。治疗师会通过结构式会谈进一步促进家庭成员描述关于问题的故事，让每个成员都有机会表达自己的感受，并将其与过去进行联系，从而把握家庭在会谈之外的生活与当下会谈的联系。

有家庭治疗师强调，在会谈的初始阶段需要注意两点（Minuchin，1974；Haley，1976）。第一点是治疗师应该注意到家庭使用过的重要短语。例如，在这个例子中琼斯夫人谈到罗伯特因为自己要回去工作而"怨恨"她。这是罗伯特夫人使用语言的一种方式，治疗师需要听到并记住这个词。它既代表了琼斯夫人对罗伯特行为的归因，也有利于治疗师进一步的提问。因为治疗师可能会追问："所以琼斯夫人，你认为是自己回去工作导致罗伯特心生怒意。"第二点是"试探"，即用一些其他的想法和描述来试探家庭成员的观点。在这个过程中，治疗师通过家庭成员的反馈了解哪些想法最适合家庭。因此，治疗师可以通过上述罗伯特愤怒的描述了解琼斯夫人是否可以接受"导致"这个词。治疗师可能会说"罗伯特通过愤怒想表达的是，因为他妈妈离他而去，他受到了伤害"。这样的描述避免了对罗伯特的批评，并将他的反应与母亲的行为联系起来。在这个过程中，家庭治疗师希望"松动"家庭系统对于问题的原始看法。

24

捕捉每个人的观点

即使家庭可能对问题进行了长时间的讨论，但他们可能没有听到过别人用中立的视角描述家庭困境。如果他们曾经与朋友或心理咨询师进行过对话，很有可能会在不知不觉中让对方从自己的角度看待问题。这就好像我们很自然地希望有人对我们说"是的，你是对的"，然后加入我们反对其他人（无论对方是谁）。

我们要认识到，在亲密关系中，我们无法避免与对方发生冲突，因为我们每个人看待世界的方式不尽相同。即使我们希望别人完全同意自己的观点，但是这对家庭治疗没有帮助。治疗师的目的是促使每个家庭成员表达出他们是如何看待问题的，并且让每个人都认识到治疗师可以接受家庭成员之间的各种差异。治疗师需要表达出她对每人的看法都感兴趣，并希望每个人都有自己的看法："所以琼斯夫人你怎么看这个问题？琼斯先生对这个问题是怎么看的呢？"

他们的回复可能完全相同"是的，我们两个都是这么看的"，也可能完全不同。琼斯先生可能会说，他不相信孩子有问题，或者认为问题不是孩子造成的，或者他根本不同意来见治疗师。当家庭成员听到对方的不同观点时，治疗师会让其停止讨论避免争吵。促进互动的技巧之一是对两个家庭成员的陈述进行释义和总结，让具有不同意见的人注意到并参与讨论："好，所以你丈夫认为事情是这样的，但你是用另一种方式来理解的。对于琼斯夫人来说，你认为罗伯特的问题是因为你没有陪他，而对于琼斯先生来说，你认为琼斯太太的担心并没有必要。"

允许成年人陈述他们对问题的看法是重要的，但孩子们对于问题的看法也同样重要。当然，对孩子的提问应当切合其年龄。对于青少年，最好以跟成年人对话的方式与之交谈，对年幼的孩子则要以适合其年龄的方式提问。一些家庭治疗师建议孩子们应该在成年人表达后再发表观点，这样相当于强调了是由成年人来负责家庭生活，并通过干预来解决家庭问题。在治疗的早期阶段，治疗师需要帮助家庭认识到倾听不同观点本身就是家庭治疗的关键过程之一。因此，对于有六个成员的家庭来说，每个人从自己的角度来谈论问题似乎是很费时费力的，但这是改变问题的基础。

25

提问和共情

为了帮助家庭发现新的线索，治疗师只是在治疗过程中提出问题，可以是关于每个人如何思考、体会和行动以及家庭成员如何互动的。治疗师通过询问系统存在的问题获得信息，揭示家庭的内部联结以及其在系统中发生作用的机制。随着这些信息的产生，家庭应该逐渐意识到他们的互动方式。治疗师的实际目的是以某种方式提出问题，促进家庭提供新的信息，帮助家庭成员对问题产生新的理解，从而导致变化。

因此，治疗师的问题应当让家庭成员单独或一起思考他们的回答背后的含义。这些问题不是为了揭示"事实"而是为了引起反思，使家庭成员意识到家庭作为一个系统存在且家庭成员之间相互联结。诱导性问题（治疗师知道答案的问题）通常没有什么作用，好的问题应当是由来访者决定其效果和答案。治疗师的意图和行动只是为了引起而不是决定家庭的反应。这些问题让家庭成员思考他们做什么以及自己如何与别人相处。治疗师引导每个人反思他们自己的行为和他们在系统中的行为。通过促进这种反省的思维，问题本身在系统中将创造出"反省性"的效果（Tomm，1988）。（特定类型的问题将在第 49 ~ 55 个关键点详细讨论。）

"非评判性积极倾听"（non-judgemental active listening）（Kirschenbaum & Henderson，1990；O'Leary，1999）的立场是所有治疗的共性，在这个阶段十分有用。在这一阶段，家庭治疗师应当表现出共情（empathy）和接纳以促进治疗进程。共情可以促进家庭真诚充分地参与治疗。治疗师的共情回应可以鼓励家庭成员表达出内心积压已久的感受或是自己无法理解的生活经验。共情是理解的工具，通过表达感受和接纳各种不同的观点实现。在共情回应的过程中，多人的存在使提问题的顺序有别于个体治疗。每个家庭成员都期望治疗师能够接纳他或她的自我，期望家庭中其他成员以及整个家庭能够接纳自己。一旦家庭成员感到被倾听者理解和接纳时，他们就获得了安全感和力量感，这使得他们能够说出自己的期望，并且接受家庭中其他人的期望（见第 26 个关键点）。

26

治疗联盟

我们在上几个关键点中所描述的因素是各种治疗方法的"共同技能"或"共同因素",因为它们在家庭治疗的实践中可以起到很好的作用(Hubble et al., 2000; Safran & Muran, 2000; Friedlander et al., 2006)。研究证明,这些因素是治疗成功的重要因素(Hubble et al., 2000)。 如果家庭不关注这些因素,就很有可能中途退出治疗(Friedlander et al., 2006)。许多理论家和研究者将这些因素称为"治疗联盟"(the therapeutic alliance)(Flaskas & Perlesz, 1996),指的是来访者和治疗师需要关注彼此在治疗中的关系。在个体治疗的研究中,该体系已经被分成许多要素,通常包括治疗师和来访者之间的联系、关于治疗任务的协议以及为了实现治疗目标而愿意努力的程度。相较于个体治疗,家庭治疗中的治疗联盟显然更复杂。例如,在家庭治疗中,联盟指的是治疗师和整个家庭的联系以及治疗师和有关的每个家庭成员的联系。另一个复杂性体现在每个家庭成员对于治疗任务的承诺、理解和意愿肯定会有所不同。家庭治疗师(Friedlander et al., 2006)认为这个概念由四个维度组成:

- 与治疗师的情感联系;

- 参与治疗过程;

- 治疗系统内的安全性;

- 家庭内部的共同目的感。

第三部分　开始治疗

　　在这四个维度中，有两个维度（情感联系和参与治疗）是与其他治疗干预一样的。其他两个维度是家庭治疗独有的，这种形式的治疗会让家庭成员在彼此面前说话时感到安全，有助于彼此分享观点，提升治疗效果。

　　治疗联盟在家庭治疗中的价值在于，它强调了一些有助于治疗师和家庭之间建立良好联盟的行为。目前有关联盟研究者（Friedlander et al., 2006）提出，治疗师的某些行为更有可能促进联盟，而其他行为可能不利于联盟。我们在前面描述了许多可以促进治疗联盟的治疗师行为，例如仔细听取每个家庭成员的意见（增加其对治疗师的情感联系），解释家庭治疗的目的是什么（增加大家对于共同目的的看法），以及捕捉每个人的观点（增加安全感）。我们也提到了一些不利于联盟的行为，例如太多负面的讨论可能不利于使家庭成员形成安全感，从而不愿继续参与治疗。在前面琼斯家庭的例子中，治疗师以一个开放且尊重的方式回应琼斯先生将会使其体会到安全感，从而表达出自己的观点。

　　琼斯先生：我认为我的妻子已经为罗伯特做了太多的事。

　　治疗师：所以我理解的是你认为你妻子比你更担心罗伯特。你认为她会比你更担心孩子的原因是什么？

　　有关治疗联盟的文献提出了关于家庭治疗实践的一些重要方面。首先，家庭建立联盟的意识通常会比治疗师要低（例如，治疗师倾向于以更乐观的态度对待他们的工作）。其次，家庭建立联盟是重要的，但家庭成员之间的差异可能更重要。例如，在琼斯家庭中，如果丈夫对治疗持续不满，而他的妻子觉得治疗很有效，相比于两人观点相似，这种差异导致的不良影响可能更大（Robbins et al., 2003）。最后，家庭成员与治疗师之间的情感联系对于维持家庭治疗十分重要。大多数治疗师想要建立的这种"情感联系"不同于"正常"的人际关系。家庭"喜欢"他们的治疗师显然是很重要的一点，"喜欢"也是家庭通常描述其治疗师的方式。这意味着家庭治疗师需要表达对家庭的尊重、富有责任感且具有一定的社交能力。

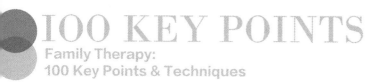

27

中立和保持好奇的立场

家庭治疗师倾向于用中立性和好奇心来描述他们的客观立场（Palazzoli et al.,
1980a；Cecchin, 1987）。家庭内的互动机制很大程度上会导致某家庭成员的责备
和内疚。治疗师在与家庭成员交流和谈论家庭问题时应当避免强化这些机制，即使
它们是非常明显的。因此，治疗师从一开始就需要保持客观中立的立场。这并不是
说治疗师要避免卷入个人的情感。例如，不予关注的立场，它指的是治疗师不附和
家庭成员所说的故事、表达的感觉和观点。米兰家庭治疗学派（Palazzoli et al.,
1980a）提出，如果家庭成员都觉得治疗师没有"站在他们的那一边"（相对于其
他家庭成员），那么治疗师的立场就是恰当的、正确的。后来有研究者提出治疗师
应当保持好奇的立场，因为家庭可能会将中立误解为"不在意"，并且这不适于脆弱、
寻求保护的家庭成员（Cecchin, 1987）。这意味着治疗师应当对家庭内发生的所
有事情和家庭成员的所有观点都感兴趣。治疗师不会假定自己已经明确理解了家庭
成员所描述的生活，即使是简单的描述。实际上，治疗师的兴趣不在于寻找对故事
的"正确"描述，而在于探究描述或解释故事的不同方法。这种对不断变化的治疗
材料的好奇态度就像人类学家（或民族学家）第一次见到新群体时一样。

再次从家庭治疗的角度来看，这种好奇心也是治疗过程的一部分，因为它是具
有扩散性的。家庭治疗师询问琼斯先生他为什么认为妻子有那样的观点时，其实是
希望激发所有家庭成员对问题的好奇心，而不仅仅是她自己的好奇心。治疗师通过
提出一系列的在家庭内可能存在的观点、感觉和行为，帮助家庭成员改变以前对当
下情境的模式化反应。治疗师的好奇心可以对一个互动进行多种可能的描述，因此

一种方式描述的并不是"事实",因为描述一种互动的方式有很多种。治疗师不是要寻找"最好"或"最贴切"的描述,而是对描述故事的不同方式感兴趣,并且对不同的家庭成员如何看待问题以及他们对这些问题的情绪和认知反应抱有好奇心。

治疗师对帮助家庭发现他们的描述是如何结合在一起的,以及什么样的描述有利于改变现在和未来比较感兴趣。治疗师表现得越好奇,家庭越能够思考彼此之间的互动模式。

治疗师需要注意,对于不同的家庭要使用不同的中立立场。有时有些家庭可能不太接受好奇的立场:他们期望治疗师告诉他们该怎么办。在这种情况下,治疗师可能需要解释她为什么要对家庭成员提问,为什么要刺激家庭找到一个解决方案(对于其他家庭可能不必要解释)。治疗师也可能会说,保持好奇心会提高家庭在治疗期间的参与度,因为他们可能会好奇下一个问题是什么。

28

情感反映技术

通过共情，治疗师让家庭了解到自己可以以情感反映的方式理解家庭的经验，这可以肯定成员的经验，并加强他们的体验和情绪的真实感。这种情感反映可以反馈某个体是如何理解其他成员的情绪，因此治疗师可以借助这种方式来核查自己对于家庭立场的认知是否恰当，也就是说，这是一个在情境中澄清个体内部参照框架的过程，该情境首先是个体与治疗师之间的关系，其次是个体与其他家庭成员之间的关系，这些家庭成员正在观察治疗师对该个体进行情感反映。治疗师首先会探索某个家庭成员的观点和情感，关注个体的"我"，然后再探索该家庭成员在某个情境中的观点和情感，这一阶段起初关注的是治疗师和个体之间的关系，重点是"我和你"，系统治疗师会就该特定观点事件向其他家庭成员提问，以进一步鼓励个体思考"我－我们"之间的联系。这种反映情感的过程可以将单个家庭成员的经验和未表达的"我们"的互动维度联系起来，这样每个人都可以意识到自己和其他家庭成员观点的情感反映。典型的情感反映（reflection of feeling）过程可以是这样的。

治疗师：向 A 提问。

A：回答。

治疗师：反映 A 的感受。询问 B 对于 A 的回答的感受。

B：回答。

治疗师：反映 B 的感受。询问 A 对于 B 的回答的感受。

例如：

治疗师：史密斯太太，你的女儿和她的父亲吵架对你意味着什么？

史密斯太太：我不知道。我控制不住自己哭泣。

治疗师：你哭了？

史密斯太太：是的，我觉得很无助，我无法阻止这件事情。

治疗师：你因为自己阻止不了所以觉得很无用很难过，是吗？

史密斯太太：是的。

治疗师：希拉（女儿），我想知道你的妈妈这么说，你有什么感觉？

希拉：我知道这让妈妈很伤心，但我帮不了她，我无法避免和爸爸争吵。

治疗师：所以其实你知道这会让妈妈伤心，但是你真的很生父亲的气，无法停止和他争吵是吗？

希拉：是的，对。

治疗师：你认为你在其他时候能敏感地觉察到妈妈的悲伤么？

　　治疗师通过情感反映与某个家庭成员发生联结，从而帮助该成员与自己建立联结，然后通过提问进一步使得各个家庭成员彼此联结。在上面的例子中，希拉因为感知到她母亲的感觉而与其建立联结。史密斯先生也在场，他观察着正在发生的事，所以他与女儿和妻子之间也存在联结。治疗师通过这种简单的提问及反映所有家庭成员的情感并将其公开化，可以将家庭成员相互联系在一起。

29

互动反映

　　情感反映可以连接家庭成员的经验，治疗师之后的提问会促进家庭提供一些互动信息，可能是家庭表现出短暂互动，但更可能是由家庭成员报告出某些互动方式，对此，治疗师会在情感反映中增加互动反映（reflection of interaction），从而同时关注家庭的情感和行为互动，下面的例子可以很好地描述互动反映的过程。

治疗师：史密斯太太，当你的女儿和她的父亲吵架时你通常会做什么？

史密斯太太：我试着阻止他们。

治疗师：你是怎么做的？

史密斯太太：我说"请停止"，然后让希拉说实话。

治疗师：所以你希望他们停止争吵，先同时向两人表达请求，然后主要是让希拉停下来？

史密斯太太：是的，没错。

治疗师：希拉，你是怎么看待这件事的？对你来讲发生了什么？

希拉：我认为是爸爸先开始争吵的，他先批评我，然后我才反击他。妈妈让我们停止争吵，表面上她是想阻止我们，但实际上她总是责怪我，说这是我的错。

治疗师：所以你认为，你的爸爸先指责你，你再反驳他。你的母亲试图阻止你们争吵，她认为这主要是你的错。让我们梳理一遍这些信息：希拉认为是她的父亲先开始争论的。我猜史密斯太太你当时并不在场，但你会听到他们吵架的声音。你到时他们正在对彼此大喊大叫。然后你站在希拉和她父亲之间，但你主要是对着希拉说。你告诉希拉是她错了并希望她停止，她觉得你误解了她并想要控制她。（史密斯和希拉两个人都点头。）所以史密斯太太，希拉说她觉得你在控制她，你感觉如何？

这里我们可以看到互动反映过程的基本结构：

治疗师：向 A 提问。

A：　回答。

治疗师：反映 A 回答中的互动过程。向 B 提问。

B：　回答。

治疗师：反映 B 回答中的互动过程。

反映 A 和 B 回答中的互动。

问题继续。

互动反映过程可以帮助家庭成员超越自己的参考框架，与其他家庭成员发生互动。治疗师以这种方式谈论家庭的互动模式，可以表现出自己对于家庭的关注，同时会与家庭保持一定的距离（中立）。这样，家庭中的每个个体都能意识到自己与其他家庭成员互动的方式，以及整个家庭互动的方式。有时，治疗师可能会在一张纸或白板上绘制出家庭的互动模式，使其可视化。

30

追踪家庭互动

从家庭视角来看，他们所遇到的问题只是局限于特定的行为或互动。但从家庭系统角度来看，家庭的问题本质都会涉及范围更广的家庭互动模式。这就是"互动标点论"（punctuation of interaction）。在家庭中，每一组互动都有自己开始和结束的方式，并以此与其他互动过程相区别。这就像写一句话，始于首字母，终于一个句号。标点符号赋予了句中词特殊的含义，并且将这个句子和其他句子区分开来。但系统观认为，生活就是如水般流动不断的互动（词汇），而开始和停止在何处（首字母和句号）都是随意的。每一种互动标点都有其独特的价值。因此，一组互动的不同价值取决于我们从何处开始又结束于何处。"互动标点论"认为任何可观察到的行为都是一个更大的互动模式的一部分（就像第1个关键点中的实例一样）。因此，治疗师的任务就是探寻家庭报告出的问题中的互动成分，并扩大互动的广度，使得家庭可以用自己的方式来开始和结束一段互动。但在这之前，治疗师需要帮助家庭意识到其问题背后隐藏着的互动模式。

通常，治疗师会让家庭提供关于问题的例子并从中进行选择、反复探寻，从而了解问题背后的原因。治疗师通过家庭自然的描述了解成员之间的互动片段，例如："我叫她停下，但是她非但没有反而朝我大叫。"这家庭成员对互动方式的描述表达了家庭看待问题的方式，但是这其中的信息对治疗师来说还远远不够。家庭陷入问题的原因之一是只接受了事情起止的一种方式，他们需要仔细地观察和思考发生的事情，寻找更多的解决方式，以促进事情发生改变。

治疗师：希拉，你父亲和你争吵会在某个特定的时间吗？

希拉：大概是在傍晚，他坐下来休息，妈妈正在厨房收拾。

治疗师：那么你在做什么？

希拉：我可能会去厨房帮妈妈，或者可能和爸爸一样坐着。

治疗师：所以爸爸在下午茶之后离开厨房，然后你跟着他离开厨房，这时候只有妈妈在厨房。这就是争吵开始之前的情形？

希拉：对，就是这样，他总是说我不帮妈妈或者我做错了其他事，比如某天晚上回家晚了。

治疗师：所以你们争吵是因为你没有在厨房帮妈妈干活儿，还是因为你做的其他事情？

希拉：大多数时候都是因为其他事，他好像只是用家务作为借口来引出我之前的其他事。

治疗师：史密斯夫人，你知道这就是争吵的原因吗？

史密斯夫人：我知道他是因为某些事情生女儿的气，因为他会告诉我，但是我从来不知道他会怎么和女儿说。

治疗师：所以史密斯先生总是在争吵前告诉你一些事，但你并不确定会发生什么是吗？

史密斯夫人：是的，我觉得我一直要等到事情发生。

治疗师：当我们回到争吵的场景，您是否发现了某种联系？

在这个案例中，治疗师表面上是在探究"争吵"这件事，但实际上是在寻找过去的那个和事件相关的"标点"。

31

构建家庭意识形态

为了处理大量社会关系中的信息时，我们会以自己的方式对信息进行分类和联结，使这些信息具有组织性，从而预测我们的世界如何运转。我们使用自己的分类方法或者架构来建立看待事情的观点。我们不单是组织自己的心理秩序，更是积极创造这种心理秩序，如此一来，未来的事可能会更好地适应我们建立的架构，我们也可以按照自己的架构去预测将要发生的事情，以及人们的应对方式。我们塑造自己信息的方式就是"意识形态"（ideology）——一个帮助我们塑造和提供看待经验方式的心理分类和架构系统（Street & Downey, 1996）。

对于两个进行有效互动的人而言，他们不一定要有相同的架构，但是需要理解对方的架构。因此，我们不仅要有自己关于世界的一套理论，还得有一套从他人视角出发的理论（Dallos, 1997），这样才能较好地与他人联系。无论别人认同与否，个人的架构，不仅蕴含着我们如何看待从过去到未来的互动和行为的价值，也为我们应对未来事件提供了信息。有些价值是共享的，有些是个人独有的，这些共同决定了个体的互动方式。正是这个整体构建了家庭意识形态（family ideology）——家庭关于社会的一套价值体系。

意识形态有助于家庭决定如何应对未来，因此它包含了关系和互动发生的规则。"意识形态"这个词指的是一套关于现实行为和个人价值、理想的特定架构；它包含着个体一套有组织的观念，反映了个人对于家庭建构的信念。最为重要的是，这种意识形态也包含着人们如何应对各种特定场合的信念。意识形态不仅能够告诉我们个人或家庭在特定场合中如何思考和应对，更暗示出个体如何按照自我保护本能以及自身的理想和价值观，评估这种情形，这也提供了人们在特定场合中如何反应的认知基础。

基于家庭提出的问题同样会体现出与此相关的家庭意识形态，每个人都有关于他人的意识形态，更有关于他人如何看待这个问题的意识形态。治疗师的任务就是帮助家庭成员表达他们对这个问题的不同看法。最典型的提问是："你认为这是怎么发生的？"治疗师通过这样的提问，可以发现他们观点的共同之处以及冲突之处，从而对家庭意识形态的一致性和差异性进行探究。揭示了家庭意识形态背后的含义，就有可能推动家庭探讨、协商问题的解决。

治疗师：琼斯夫人，您跟我说罗伯特不听您的话并且他似乎有意疏远您。那您怎么看待这些事呢？

琼斯夫人：我想他希望我能一直陪着他，并且得到我的支持。

治疗师：看起来您很难过，您打算做出一些改变吗？

琼斯夫人：我在想我是不是该放弃我的工作，虽然这很困难。但是如果他能够接受我不在身边，习惯别人的陪伴，我想事情也会发生改变。

治疗师：您的意思是说，要么您放弃自己的工作，要么让别人陪他？

琼斯夫人：是的。但是这个决定很难做。

治疗师：您觉得家里除了你，还有其他人想到这种解决办法吗？

琼斯夫人：不，我希望自己来处理，因为我不打算放弃自己的工作。

治疗师：那么琼斯先生，关于您夫人刚才说的您有什么看法和感受呢？

现在治疗师已经了解了琼斯夫人看待这个问题以及其解决方法的意识形态。当然，这个意识形态跟社会价值观是相关的："母亲（而不是父亲）应该对孩子负责""母亲工作会影响孩子的成长"。之后，治疗师可能会降低这些观念对母亲的影响，但是当务之急是在家庭内部寻找其他的意识形态，探究是不是有更好的解决办法。

32

儿童和游戏

　　家庭治疗很可能会涉及年幼的儿童，因此需要在治疗过程中作出特别的安排，包括他们的行为和沟通方式。在儿童参与的环境中，创造"亲和"的氛围是相当重要的。这包括装饰儿童可以看到的墙面、按照儿童身材选择合适的家具、选择适当的游戏材料等，让孩子们非常清楚地认识到他们的存在是很有必要的（例如，儿童感觉自己被注视被倾听）。这会让孩子们放松，并以轻松的方式对待正在发生的事情。在涉及孩子的家庭治疗中，在治疗室中放置一些绘画材料和玩具娃娃是很有价值的，这可以提升治疗的效果，但是也不能有太多的游戏材料，因为这可能会分散孩子的注意力。

　　幼儿会通过游戏活动表达他们的想法和感受。每次的家庭会谈中，孩子们可能会表达出一些与家庭问题相关的观点，所以他们对家庭治疗十分重要。孩子们可以以口头描述或游戏来表达自己的想法，这其中可能就包含着某些重要的问题和事件。治疗师有时需要将正在讨论的问题与儿童在游戏中展示的内容联系起来。孩子的观点是重要的，因为它不带有任何主观性或者隐藏性，而是像从另一个角度看待事情（Wilson，1998）。而另一些时候，治疗师将会指导孩子行动，建议他们画出父母正在谈论的事件，或者让他们表演与小娃娃在一起玩，这样既体现了孩子可以在家庭会谈中发声的权利，也有助于减缓父母的争论。

　　治疗师要与儿童建立良好的沟通，这是很重要的（Wilson，1998），治疗师需要在父母在场的情况下展示出这样的技能，这其实是一种挑战。治疗师不应当在一开始就与孩子亲密接触，这样会让父母感觉自己作为家长很失职。因此，最好是鼓励父母像治疗师那样与他们的孩子交流。

33

观察房间内的互动

互动的方式不是随意的，而是会表现出某种模式，并且这些模式已经建立了很长一段时间并将在治疗室中出现。治疗情境本身就为家庭提供了一项"任务"，就是他们在解决问题的情境下会表现出其互动模式。因此，家庭如何互动会影响其在问题解决过程中的互动方式。治疗师可以从中了解到该家庭的一般互动模式，而治疗师观察到的互动方式很有可能与维持问题的互动方式相似。

在治疗的初始阶段，治疗师需要知道这些种类的互动模式：

谁先进入房间？谁让孩子坐下来，谁向孩子们提出指示？家庭落座的位置是怎样的？夫妇坐在彼此身边还是让孩子坐在他们之间？谁先开始谈论这个问题，以及其他人是如何倾听的？谁打断谁以及谁怎么被打断？如果治疗师犯了一些错误，比如说错某人的名字或暗示的某件事没有发生，谁会纠正治疗师？当两个家庭成员进行讨论时，谁会停止讨论并将他人卷入，卷入的是谁？当谈论一个特定的情感问题时，孩子们会更积极吗？儿童如何"影响"成年人的互动，是发生特定的事件后才会"影响"吗？

会谈初始时，甚至在第二次会谈时，评价治疗室中的互动模式与在他处的互动模式之间的相似性还为时过早。但治疗师需要有注意家庭互动模式的意识，因为治疗师可能需要在某些阶段将此反馈给家庭。治疗师从一开始就需要让家庭知道自己会对房间里发生的事情做出评估，并会将一段时间内治疗室内外的事件建立联系，这是很重要的，有助于家庭对自己的互动方式了解得更多，比如治疗师会说："我注意到，当你和你的妻子谈论孩子的行为时，你的女儿一直在干扰你。在家里也是这样吗？"

由于家庭治疗会谈会提供很多的互动信息，治疗师可能难以完全注意到。即使是非常有经验的治疗师也会错过某些重要的互动。因此，家庭治疗师使用了许多技术来促进观察，如单向屏幕，可以视频记录治疗过程并在会谈后观看，也可以让另一个治疗师在治疗室内协同观察。一些治疗师只是利用这些方法更好地观察房间里发生了什么，而另一些治疗师已经将此发展为特定的技术，让治疗室外的观察人员输入特定的信息（见第 98 个关键点）。

第三部分 开始治疗

34

建立家庭对治疗的立场

个人和家庭在接受治疗前不知道会发生什么。很少有人会有这样的意识："我认为我们会谈论事情，慢慢地，我的感受会发生变化，然后建设性地构建一些替代策略来处理它。"我们通常无法觉察到自己正处于麻烦、忧虑和痛苦中。然而，家庭成员会思考在治疗期间将要发生什么。这些想法可能有几种要素。首先，可能有"神奇的思维"，治疗师会拿出一个魔术棒，不知何故，一切都会突然变得不同。虽然大多数人能够意识到这种想法是不现实的，但在治疗早期这确实是家庭成员希望看到的。因为家庭成员由于问题而体验到挫败感，急切地希望他人帮助解决问题。其次，许多孩子来治疗，希望从"说教"中得到解脱，他们不想离开家或是害怕做医疗检查。有个治疗师曾经遇到这样一个家庭，父母让孩子看牙医。对于孩子来说，他期待着治疗师给他不同的回应。其他的期望可能与这个问题背后的情绪相关，如"责备"和"责任"。

家庭成员不仅会有这些观念和感受，也可能对治疗师的行为有特定的期望。因为我们知道治疗师必须与家庭合作，才能促进治疗的成功（Friedlander et al.，2006）。重要的是，治疗师需要注意到家庭的这些期望。可以这样提问："今天你见我，期望发生些什么？你期望我做些什么？"这是家庭和治疗师之间开始治疗前就治疗任务的协商过程。斯特里特和唐尼（Street & Downey，1996）提出这个标准问题的各种特定的家庭反应。

不情愿者：我们是被要求来的。

希望行动者：我们认为你会帮助我们。

意见寻求者：我们希望您能指正我们错误的意见。

忠告寻求者：我们想让您告诉我们该怎么做。

理论寻求者：我们想了解为什么会发生这样的问题。

治疗寻求者：我们觉得，通过谈论这个问题，我们可能会改变一些行为。

在每种情况下，治疗师都试图了解家庭的期望。家庭表明了他们期望发生的事情后，治疗师可以进一步提问："如果我这样做，你们觉得现在的家庭可能会发生什么变化？"

这个问题的回答可以促进治疗师与家庭在设置治疗目标时的相互协作。治疗师也可借此了解家庭通常是如何解决问题的，评估是否需要新的方法或是重新尝试旧的方法。

35

反馈和总结

在不同的治疗阶段，每次会谈中，治疗师需要向家庭反馈已学习的内容或在该特定时期内发生事情的总体概况。这样做首先是为了与家庭一起检查治疗师目前对家庭问题的理解是不是正确，并为进一步的治疗奠定基础。治疗师假设自己有时没有正确反馈是有意义的，她应该在她的陈述中表达一种暂时性，例如，"我可能说得不准确，但在我看来这好像……"这种暂时性有助于家庭成员更加深入地思考自我，紧密地联系他人，构建这种叙事方式将贯穿整个治疗过程，这能够保持家庭的责任感和参与治疗的积极性。

在治疗早期，治疗师向家庭反馈其描述的历史事件是很重要的，这可以帮助家庭成员了解自己的情感变化过程，可区分偶然事件、由于他人的行为导致的事件以及自己的行为导致的事件，以及采取行动以对问题做出补救、应对未来发生的事情，包括与治疗师一起工作。叙事的方式可以从历史的角度在家庭生命周期中阐述这个问题，帮助家庭思考事情是如何随着时间自然地发生和展开。治疗师在做总结时需要提到每个家庭成员，以便每个人都可以感受到自己是这个过程的一部分。

治疗师在总结时，不仅要表达出自己用心倾听和对家庭问题的接纳，还要指出对问题感到困惑的部分。治疗师通过反馈和总结可以进一步确定问题的核心以及在会谈中需要澄清的地方。治疗师需要让家庭知道自己的主要工作就是不断地向家庭成员反馈她所理解的家庭，这样家庭成员就会意识到自己需要帮助治疗师理解问题。但这个反馈和总结的过程也会使会谈具有不确定性，因为治疗师会在反馈时使用"那可能是……"或者"我在想是不是……"这样的句式表达自己的好奇和不确定。

随着治疗的进行，应该在每次开始新会谈前提供反馈，重述之前发生的事情。这有助于将两次会谈连接到一起。

36

探究外部系统的压力

世界一直处于发展的变化之中，所有家庭都必须处理意料之内或意料之外的事情。家庭对类似的事件已经具有一定的适应性，这些事件也没有压力性，除非是家庭成员自己感受到压力。个体只有在觉得自己无法应付时才会感受到压力（Street & Rivett，1996）。压力不是事件或与事件相关的情境引起的，也不是个体的特质，而是个体或家庭与情境之间的互动方式所导致的。因此，压力具有情境性，有时家庭在某种情境中可以承受相当大的压力。因此，不要将问题归于家庭成员自己的内部原因，事实上，问题在很大程度上是家庭成员对外部压力的反应，认识到这一点是很重要的。

举个创伤性外部压力的例子，那些经历战争或体验贫穷的难民家庭中，可能会存在暴力和虐待，这会影响他们看待自己的方式（Woodcock，2001）。还有一些家庭社会经济地位很低，他们的子女没有接受过良好的教育，可能会出现高犯罪率和失业问题。因此，贫困对家庭的影响可能很大（Minuchin et al.，1998）。少数民族家庭可能也会因种族主义而遭到歧视（Boyd-Franklin，2003），从而影响其日常生活。这些因素都可能会影响到家庭的功能，特别是在如何养育子女和照顾老年人方面。

当然，家庭治疗师必须意识到外部系统压力的存在及其对家庭造成的影响。治疗师应当以充分的好奇心探究家庭现在面临的困难。

"住在那里有什么感觉？"

"你到这个国家后发生了什么？"

"你怎么管理钱，以确保每个人都获得他们所需要的？"

"你是如何跟孩子们的老师交往的？"

　　对于遭受严重破坏或经历社会动荡的家庭有具体的干预措施和方法。在这些情况下，治疗师需要与家庭协作，强调家庭的优势，增强家庭面对困难的弹性。与其他类型的治疗一样，治疗师还需要让这类家庭看到未来的希望，意识到生活可以是不同且充实的。

37

家庭弹性

家庭需要充分调动自己的资源来面对周遭世界的变化，摆脱困难。一贯的生活模式被破坏之后，家庭需要以一种自己不熟悉的方式应对事情，这对家庭来说是一场危机。因此，为了应对事情的变化，家庭需要有一定的弹性，即家庭能够调动内部资源应对问题，并能反弹回问题出现之前的状态，维持所有家庭成员的完整感和满足感。弹性家庭有一些特点。在治疗中治疗师会注意到家庭中的弹性特点，并在治疗过程中增强它们。

弹性家庭的特点（Walsh，1998 & 2003）如下。

● 良好的沟通。家庭成员之间以开放、诚实、积极的态度频繁沟通。

● 团结感。这是一种作为整体的感觉，有助于提高家庭凝聚感并给予成员归属感。其中家庭成员有相似的价值观、信念和道德观是很重要的。

● 共同活动。弹性家庭会共同参与各种活动，包括一起吃饭和以某种方式共度闲暇时光。

● 表达感情。经常相互表达爱、关怀、关心和兴趣有助于增强积极情绪中的联结感。

● 积极支持。这涉及协助、鼓励和相互承诺。弹性家庭中的成员会对提供和寻求支持感到同样舒适。

● 接纳。家庭需要表达对彼此的个性和独特性的尊重、理解和欣赏。尊重并承认彼此之间的差异，有助于提高家庭凝聚力。

● 承诺。所有的家庭成员都应当将家庭视为一个整体，为其奉献，对其忠诚。家庭成员应当强烈地希望成为这个家庭的一部分，并意识到"我们"比"我"更重要。

由于这些特质有助于家庭处理各种问题，因此治疗师的目的不仅是提高家庭的这些特质来处理当前的问题，更是为了促进家庭成员彼此沟通、共享、接纳等，使得家庭有能力处理将来可能会遇到的其他问题。

38

调查家庭支持网络

家庭嵌入在一系列其他系统中，它实际上是更大的社会群体／网络的子系统。家庭可以从他们自己构建的这些网络中获得社会支持，帮助解决家庭问题。 在危机情境下，家庭系统不仅会从已有的支持中寻求帮助，还会寻求其他形式的支持。 这个网络可以通过提供情感支持（知道某人关心你的问题）、尊重支持（知道某人重视你的行动）和信息支持（提供可能有帮助的想法）等多种方式来帮助家庭。

社交网络包括以下几种。

① 大家庭：参与家庭的形式多种多样，从保姆和养育孩子到照顾老人或一起度假， 其中甚至也会涉及没有直接接触的人。

② 教育服务：儿童在学校的时间会逐渐增多，因此创建教育环境网络非常重要。这包括学前教育和课后俱乐部。 这个网络为孩子接触其他孩子以及父母接触其他孩子的父母提供了机会。并且学校的一些专业人员会帮助父母解决一些困难。

③ 宗教和社区团体：家庭参与社区活动的方式各不相同。一些人成为团体的成员，确立了自己的身份。这些团体可以为家庭成员提供谈论问题的机会，有时也会提供实际的帮助。

④ 同事和朋友：家人在其过去和现在构建的熟人网络系统也为家庭成员提供帮助和维持资源。

⑤ 专业机构：几乎所有遇到问题的家庭都将寻求专业机构的帮助。这样专业的"帮助者"角色以及他们可能提供的资源，对家庭如何处理问题有很大的影响。

　　每个家庭都有自己独特的网络和联结这个网络的独特方式。治疗师需要探寻网络的范围以及家庭与网络之间联结的性质，这是很重要的，因为在这种联结中可能存在着某种冲突。一个家庭成员可能会发现他们的社交网络一方面会给家庭提供帮助和支持，而另一个家庭成员可能会觉得它是侵扰性的而且对家庭没有任何帮助（大家庭通常是这样的）。因此，潜在的支持系统有时会对家庭产生分裂效应。同样，学校或社会服务部门等专业机构也可能会给家庭带来额外的压力。虽然家庭的外部支持系统范围可以很广，但是治疗师应该调查清楚哪些支持系统是有帮助的，哪些是没有帮助的。

　　"你与谁接触最多？"

　　"谁帮助你最多？"

　　"你觉得某教授对你帮助大吗？他如何才能对你有更大的帮助？"

39

设置治疗日程

治疗师在第一次会谈（不是第二次会谈）中的一个重要任务是概述需要讨论的内容和会谈如何安排。治疗师很可能在初始阶段就引出并讨论到家庭意料之外的事情，使讨论范围超出家庭的预期。但在形成统一的议程时，治疗师需要注意，应当将问题置于互动情境中——构成了最终的参考点，即所有干预应当与对这些干预的所有评估相联系。家庭对这个问题的经验以及他们改变这种情况的意愿，决定了家庭授予治疗师的权力。从家庭的角度看，这个授权确定了治疗师的工作界限，限制了治疗师能使用的干预方法和执行措施的性质和范围。治疗授权的本质是将问题与干预相联系，使治疗工作合法化。

在最初的会谈结束后，治疗师将总结与已经发生的当下问题相关的事情，她将在总结中指出问题与家庭弹性（family resilience）之间的关系、家庭可能面临的困难以及家庭与其社交网络之间的联系。她将确定一些与问题解决有关的主题，简要介绍接下来的工作，从而实现治疗目标：

今天的会谈即将结束，是时候总结一下我们到目前为止的治疗进展。琼斯先生和琼斯夫人，你们参加会谈是因为你们一直担心罗伯特的行为以及这些行为对你们和孩子的影响。你们遇到一些困难，包括解决问题，以及选择问题解决的方法。我们作为一个家庭来讨论这些问题，尝试找到一种解决问题的方法，有时，我们可能需要在罗伯特不在场时讨论。到目前为止我们已经讨论过的内容可能包括你们家庭中对于如何处理男孩问题行为的不同观点。此外，琼斯先生，因为你的父母也参与照顾罗伯特，因此我们可能会在某个阶段邀请他们参与会谈。我们将再进行三次会谈，然后审查治疗的进展情况，这一点我们已经达成了共识。

一些治疗师将这个议程看作一个合同，并以书面的形式介绍相关的手续（Street & Downey, 1996），而另一些治疗师选择在第一次会谈结束后进行非正式的总结来谈论治疗议程。无论采用哪种方法，治疗师都将在未来的会谈中不断提及这个议程，以确定其要达成的治疗任务，并随时审查和重新协商。

100 KEY POINTS

家庭治疗：100 个关键点与技巧

Family Therapy:
100 Key Points & Techniques

Part 4

第四部分

治疗师技术

40

假设和构想

在整个治疗过程中，治疗师需要通过构想或假设来形成她对所发生事情的看法。这样做，一方面可能会引导咨询师接下来的咨询方向，另一方面可能会给家庭提供看问题的不同视角。例如，在与琼斯一家的首次会谈前，家庭治疗师可能会假设，罗伯特的行为问题是父母之间冲突的体现，其中父亲认为儿子是执拗的，因为当他还是一个孩子的时候就是这样的，而母亲则感到非常不安，因为她感觉儿子正在长大并逐渐远离她。这里，治疗师可能会发现罗伯特的问题行为是"功能性的"，具体来讲就是父母之间的关系是冲突的，他们的冲突导致了儿子这个问题的持续。

有许多不同的方法可以描述假设（hypothesis）的过程。米兰家庭治疗学派（Palazzoli et al., 1978 & 1980a）将其作为一个术语引为他们的三个关键技术之一 [其他两个是循环（circularity）和中立（neutrality）]。当代实践往往不太重视构建假设的过程，主要是因为家庭治疗师已经较少将问题简单归因于家庭动力，而是在实践中交叉运用多种方法。早期关于"假设"的描述就强调，治疗师不应该始终坚持自己的观点，而是要保有质疑，并在实际治疗中慢慢修正它们。所以在上述例子的情况下，治疗师通过会谈获得了更多的信息，从而可以假设罗伯特之所以表现出那样的行为方式，是因为他的父母之间一直存在冲突，他想利用自己不好的行为来转移父母之间的冲突，说他的行为是"功能性的"，是因为它阻止了家庭矛盾的进一步升级。因此，对于治疗师而言，假设就是指她有这样的意识，能够谨慎看待家庭互动过程中的不断变化。"假设"必须要考虑不同的观点，它需要一个可能导致变化的暗示符号。如果 "假设"确实包括所有这些元素，那么下一次，任何家庭成员都不应受到责备或是对发生的事情承担过多的责任。

对于家庭治疗师来说， "假设"就是这样一种理论，即关于家庭模式如何促使他们来寻求治疗，以及什么模式、信念、行为可能维持现在的问题。一些家庭治疗师认为两者都很重要，而其他家庭治疗师则更认同后者（Simon, 1992; Eisler, 2005）。

"假设"是重要的，首先，它们为治疗师的干预提供了一个框架，治疗师可据此列出所要讨论的各种问题和谈话主题。其次，假设不是治疗师独自掌握的 "专业"观点。相反，大多数假设最好分享给家庭，以便家庭成员可以思考这些假设对他们是否适用。正如我们所说的，协作是良好治疗的关键。例如，当罗伯特的父母听到罗伯特关于他们争论的看法，了解儿子为了阻止父母继续争吵的行为是多么合乎情理时，他们可能会得到帮助。最后，按照系统理论， "假设"实际上只是一种观察事物的临时方式，这种假设可能或多或少有用。换句话说， "假设"不是 "真理"。相反，它只是一个家庭成员间可交换的、关于家庭生活的暂时性解释。更矛盾的是，家庭治疗师可能会觉得许多假设在任何时候都是 "有效"或有用的，但它们之间可能会彼此矛盾，这似乎并不重要。

假设在系统治疗中是循环的、相关的，且并不责怪于个体的。所以说， "罗伯特用不好的行为来阻止他的母亲去工作"不是一个系统假设。当然这是他的母亲所理解的行为。在系统性术语中，这个假设是线性的：因为a（妈妈去工作）所以b（罗伯特的不当行为）。一个更系统的假设是： "罗伯特和他的母亲之间关系亲密，这意味着他很难远离她。这可能是因为他的母亲和父亲经常争吵，对罗伯特来说，他们之间并不是很亲密"。罗伯特通过这些行为，让每个人都知道他很在意这一点。这里a（一种关系）连接到b（一种行为），连接到c（另一个关系），又连接到b（特定的行为）。因此，这个假说中描述的模式是循环的、相关的，而不是指责。当然，如前所述，因为循环模式总是嵌入在其他循环模式中（见第4个关键点），我们必须强调，还有其他可能的模式可以评论。这就是为什么家庭治疗师鼓励尽可能多地假设，并对事件任何可能的真相保持开放。因此，在琼斯家庭中，另一个假设可能是：

"按照父亲的观点，罗伯特所表现的行为（a，一种行为）就是男孩应有的行为（b，一种历史性别模式），男性和女性之间的关系（c，关系模式）具有女性（在这个案例中指罗伯特的妈妈）批评男性的特性。"

41

扩展背景

　　家庭治疗力图加深家庭对那些导致他们来接受治疗的问题的理解。家庭治疗的第一个基本过程是，治疗师探索家庭所描述的问题，以便扩展其所理解的背景。治疗师通过帮助他们将不同"意义层次"的问题融入背景，加深了家庭对问题的理解（Pearce，1994）。治疗师相信，对于许多家庭，他们"卡"在不知道如何以另一种方式来做，因为他们不能跳出自己的参考框架思考问题。在琼斯一家的例子中，治疗师接受了家庭成员的描述，但会与他们一起探讨是什么决定了他们这样描述事件。治疗师将帮助父母理解他们的反应是如何影响彼此的关系。然后治疗师通过转变参考框架，让父母认识到这种反应又是怎样受到他们自己家族历史以及他们关于家庭性别角色观念的影响。

　　这种方式称为"温和谈话"，其目的是打破限制问题解决的意义层次。谈话内容主要是关于关系模式、家庭期望和过去史，这些主题都会对问题产生影响。家庭治疗通过这种方式扩展了问题的背景，从而提供另一种看待问题的角度。

治疗师：　琼斯先生，我很好奇你说你的妻子比你更关心罗伯特，你能谈一下你在罗伯特那么大的时候是什么样子的吗？

琼斯先生：我觉得我跟他一样，不管是在家还是在学校都有同样的问题。事实上我的问题更严重！

治疗师：所以，同你的妻子相比，你很少担心儿子，这是你的童年经验导致的吗?

琼斯先生:我从来没有想过这些,但我想也许是的。我的童年并不幸福,我的父母总是在争吵。老实说,我差不多是自己养大了自己还有我的兄弟们。罗伯特现在拥有的比我以前多很多……

治疗师:琼斯夫人,你觉得你丈夫孩童时期的经验影响了他看待罗伯特及其问题行为的方式吗?

琼斯夫人:是的。也许他没有真正明白是什么导致了罗伯特的问题。

治疗师:你认为对你丈夫来说,比起做孩子母亲要求做的事,处理好学校的事更重要吗?

琼斯夫人:是的,他想把最好的给孩子。但他在学校表现并不好,已经辍学一段时间了。

在这段摘录中,治疗师在性别模式、夫妻关系、童年历史以及对孩子的未来希望等背景层次之间转换讨论,扩展了讨论范围,拓宽了家庭成员的思维,其最终目的是帮助家庭深刻理解问题是如何出现的,以及他们可能需要做出什么改变。

42

谈论困难话题

　　家庭治疗，对多代同堂的治疗更有效，而且认为刺激家庭成员之间的对话是治愈过程中必不可少的部分。一些家庭治疗师将这个过程描述为说出 "未表达的"（Larner，2000）。这些 "未表达的" 可能是一个家庭的秘密，如孩子的身世；也可能只是以前从来没有说过的不满，例如，妻子可能对全家需要搬家以配合丈夫的工作心存不满。尽管我们相信责备是没用的，但出了问题，家庭中的某个成员仍然会责怪自己。再举个例子，一父亲认为他的女儿有厌食症，因为他觉得自己基因里就有这个病症，他的姐姐和母亲都有厌食症。在这些情况下，家庭治疗师的角色就是鼓励和促进沟通，平衡沟通中的消极和积极方面。

　　帮助家庭成员谈论问题时，治疗师必须能够控制家庭成员强烈的情绪。这涉及两个具体的技巧。一个是"克制"表达的情绪，并且不断重构情绪（见第45个关键点），使其他家庭成员可以在不受伤害的情境下进行沟通。例如，在一个家庭中，女儿对自己的母亲心怀愤怒，因为母亲抑郁（和酗酒）时，她不得不去照顾母亲。她觉得她的童年被母亲剥夺了。治疗师必须清楚她的感受，理解其母亲的控制程度，并将这两者加以平衡，从而帮助母女认识到这种母女互动有可能治愈伤痛，而不是强化伤痛。

　　第二个技巧有许多不同的名称，但是最贴切的描述应该是"滴定"（titration）。

　　"滴定"是指，如果家庭成员都很难谈论某个问题，治疗师必须帮助他们进行会谈，并让家庭成员交替讨论。交互治疗中，所有的家庭成员都在场，且大家可能不能承受太多的情感压力，这种场合下，该技巧就显得非常重要。治疗师可能会认为"对于这个话题，只需要花费这么长时间"，一旦时间到了，治疗师就会转变话题。会谈中偶尔也会谈论天气或去哪儿买鞋子等这种日常问题。如果会谈十分重要，治疗师可能会让其他家庭成员谈话以减轻话题强度。在上述例子中，治疗师可以问父亲如何看待女儿的这种经历，从而让女儿和母亲从强烈的情绪中走出来，短暂地休息一下。此外，治疗师可能会问："我能做些什么来帮助我们专注于问题谈论上？因为我觉得这是非常重要的。"

43

处理指责式互动

　　减少治疗会谈中的指责是非常重要的，这有很多原因。首先，家庭治疗师认为，如果家庭成员感到被批评，就很难发生改变。这是米兰团队通过名言警句"消极赋义无助于个体发生改变"总结出来的（Jones，1993）。其次，指责暗示着指责者没有解决问题的责任，但是从系统理论来看，家庭治疗关注的是在家庭系统内分担责任，这更有助于理解是什么维持着指责者的地位，有助于探寻指责者和被指责者之间的联系，而非同意指责者和被指责者的对立关系。最后，家庭治疗会谈时，会有多个家庭成员在场，如果发生指责，被指责者可能会感到非常痛苦。

　　这种互动的治疗反应是通过重塑（reframe）（见第 45 个关键点），探寻行为背后的意图，而不是专注于行为本身。同时，家庭治疗师也在尝试改变治疗中讨论问题的方式。一种方法是寻找不责备对方的描述，讨论人们的行为而不是说"他们是什么样的人"（Palazzoli et al.，1980a）。治疗师会频繁地将对话从行为水平转移到情感水平，因为对于某人的"错"导致的问题，人们通常在行为层面上描述，而不考虑他们行为背后所隐藏的情感真相。

　　治疗师：你有没有问过你的丈夫，为什么他如此努力，而不是用你的话来说是"为了你"？

　　妻子：很显然，他并不那么关心我。

　　治疗师：你能问问他，看他怎么说吗？

妻子：你为什么工作那么拼命？

丈夫：我不能忍受你总是批评我。我觉得对你来说我一点用都没有，也配不上你，但在工作上，我感到被需要和受重视。

这种关注行为背后的情绪常常会极大地改变一个家庭成员被指责的状态，使问题发生改变成为可能。在上面的例子中，问题不再是关于丈夫的行为，而是夫妻关系。治疗师通过减少责备、鼓励共同承担责任的方式，寻求家庭成员之间的合作，从而解决问题。

44

构建家族历史——家谱图

家庭治疗师常用的技术之一就是在第一次会谈中构建家谱树（family tree）或家谱图（genogram）（McGoldrick et al., 1999）。家谱图是以家族世代历史的图形表示，其中包括重要事件的日期。虽然这好像"只是"一个孩子们在学校里画的那种家谱树，但是它会包含更多的信息。它可以帮助治疗师收集关于家庭的历史和情感信息，也让家庭成员看到自己的家庭作为一个整体的图形表示。

为了构建一个家谱图，治疗师需要从当前的家庭开始，然后回顾家族历史。所有出生、死亡和流产以及离婚、离家、结婚、分居等日期都需要记录。收集这些信息时，治疗师会注意到家族发展的模式，并且可能会指出一代人的事件如何在短时间内影响到另一代人。例如，死亡有时紧接着的是婚姻，或分居之后是重大疾病。治疗师也会帮助家庭成员反思自己对所发生事情的情绪反应。"当你的父母分居的时候，你有什么感觉？你觉得他们两个谁最难过？"以图形的形式观察家族史对家庭的影响是显而易见的，来访者可以切身体验到家族史对自身的影响，从而做出发展的选择。在很多例子中，家庭成员通常会发现，即使他们坚信知道自己的历史，但只有当他们看到一个更直接的书面形式的家族历史，他们才会意识到自己认知的不足。他们可能会意识到他们的历史被其他家庭成员的观念曲解。例如，一个家庭成员发现他们与祖父母一起生活的时间比他们之前想象的更长，或者他们父母结婚的时间比他们以前想象的要短得多。他们会发现自己疏远或切断了家族情感。因此，完成家谱图可以帮助家庭成员重建重要的联结。治疗师可以利用这种意识或发现帮助家庭成员与他们的大家庭建立有益的关系，激励他们寻求有用的信息，以重塑对自己的认知。

家谱图也可以表示家庭成员的情感亲密度。家庭治疗师可能在图形上绘制锯齿状线条代表冲突，或者双横线代表亲密。治疗师可能会注意到某些代际的亲密模式，例如女儿由祖母来照顾或父亲为了工作不得不离开家庭。

在治疗开始时构建的家谱图主要用于了解家族历史，使得每个人都知道谁是谁。治疗持续了一段时间后，家庭与治疗师之间可能已经建立了良好的关系，那么家谱图可以显示出更多家族情感方面的信息。

构建家谱图时，一个充满好奇心的治疗师会提出"关系是如何产生的"问题，特别是即将成为父母的成年人。治疗师会根据家谱图的信息询问他们父母的行为和情感，这可能会帮助他们产生更加完整的情感反应。

"你认为你的父母做了些什么造就了现在的你？"

"你认为你的母亲／父亲离婚时经历了什么？"

"当你的父亲离开家时，你认为你和你的祖父母关系怎么样？"

"当你还是个孩子时，你非常生气和害怕的是什么？"

"当你还是个孩子时，如果你生病了或不开心，你会向谁倾诉？"

这些问题关系到个体形成依恋和构建他们亲密关系的方式。在治疗中询问他们过去的事件，并将其用于当前的体验。体验家谱图的直接方法称为"塑像"（sculpt）（Minuchin & Fishman, 1981）。治疗师要求家庭成员在空间中找到自己的定位，利用空间象征性地表现过去的人际关系。这可以通过"你现在怎么样？"和"治疗结束时你想变得怎么样？"的塑像来平衡。这里还可以使用角色扮演（role-play）来探索过去的事件，即让成年人在他们的家庭历史中扮演孩子的角色，或将已逝世的家庭成员的照片带到会谈中。

45

重塑和积极赋义

家庭治疗师倾向于以独特的方式进行表达和描述。一方面，治疗师倾听家庭成员的语言表达。这样，他们可以从不同的更有益家庭发展的角度来描述家庭的模式、问题和成员。贝特森称这个过程是"双重描述"（double description）（Bateson, 1972）。意思是，如果我们只用一种方式描述，可能会很难改变它。但是如果我们有两种或以上的描述方式（越多越好），就可以选择有助于家庭改变的那一种。因此，家庭治疗师会尽可能多地进行重塑和积极赋义（positive onnotation）：以一种积极的方式帮助家庭从不同的角度看待事情。

"重塑"包括治疗师重述或重建家庭对于问题的语言表达。治疗师可能会强调问题的交互方面，而不是其"内在性质"，或者提供一个新的环境，赋予这个问题一个新的意义。但是需要注意，重塑不一定是"好"的描述。例如，许多家庭对儿童有消极描述，称他或她很"愤怒"。治疗师开始可能会怀疑愤怒是否是由于内心深处的悲伤，并询问到底是什么影响了这个孩子的生活。从旁人的角度来看，帮助家庭把孩子看作"悲伤"而不是"坏"可能不是很积极，但这样做可能为家庭会谈提供更有益的谈话基础，从而得到更好的"解决方案"。

重塑主要由策略派和结构式家庭治疗发展而来（见第62、第63个关键点），而积极赋义是由米兰学派发展起来的（Palazzoli et al., 1978）。积极赋义是重塑的一种形式，与家庭关于问题的最初观点相比，它在三个基本方面存在差异。

① 它揭示了以前负面投射行为的意图或动机，并将它们以正面的形式重塑，以积极的方式表达这些行为（*Palazzoli et al., 1980a*）。

② 它提出，对于以某种方式出现的问题，通常会有一个合理的，甚至可能是利他的理论，换句话说，它可以看出"存在问题"的人其实是为了别人的利益才做某事，而不仅仅是为了他自己。

③ 它将事件、行动、思想和行为放在一个关系框架中，强调它们与其他重要的家庭事件／成员的相互联系性。

例如，一个家庭可能会存在这样一个青少年，她很害羞，不会在除了家以外的地方说话，除了家人没有任何朋友和任何亲密关系。女孩的这些问题可能会被给予消极赋义（negative connotation），例如过度依赖、反社会、不成熟，甚至是有病的。旁人可能会将该家庭描述为对孩子过度保护或溺爱。现在，基于积极赋义的干预，我们可以用以下几句话描述这个家庭：

希拉非常独立，她从不与其他人交朋友，并希望与家人保持密切联系（这里的依赖被重新定义为独立）。生活在这样一个亲密和忠诚的家庭里，她似乎已经有了这样的想法：如果她长大、交朋友，待在家里的时间就会变少，那么她的父母可能会很伤心，她不想父母伤心。因此，她不出门，并在父母需要她时（孩子行为意图的积极赋义）随时出现。

重塑和积极赋义旨在为个人行为、特定关系的性质和整个家庭系统的集体互动提出新的意义，而这些意义通常是家庭成员想不到的。这两种方式可能让人们发生改变而不觉得丢面子，帮助家庭成员改变当前受限的思维方式，利用可用的全部技巧得到问题的解决方案。

　　在整个治疗过程中，治疗师会积极赋义单一的互动，明确家庭归因，例如将行为问题识别为"有益的"，或暗示那个一直沉默的家庭成员其实是在"谨慎思考"着正在发生的事情 。 这就形成了一种"换位思考"的模式，同时可以不断地引入新的观点（Watzlawick et al., 1974；O'Brian & Bruggen, 1982 ）。

46

家庭治疗评估

与其他类型的治疗师不同，传统的家庭治疗师并不重视"评估"的概念化（Mace，1995）， 这有许多原因。有人认为治疗在一定程度上应该简短和集中，所以没有时间在治疗之前安排一些评估会谈。还有一种观点是，如果治疗师在第一次治疗中就发现了一个问题，她应该在当时就设法帮助家庭成员改变或处理它。换句话说，对于家庭治疗师而言，评估和治疗之间的界限是模糊的。

现在已经创建了多种评估模式，旨在帮助治疗师和家庭深入理解家庭系统的运作方式，指导治疗师应当使用什么干预措施。这些评估方法中最重要的是Circumplex（Olson，2000）和McMaster（Ryan et al.，2005）模型。每种评估模式都会根据一系列的维度来评估家庭。在Circumplex模型中，评估的维度是家庭的适应性（adaptability）和凝聚力（cohesion）。在McMaster模型中，评估维度则是沟通、问题解决、情感反应和行为控制。每个模型的目的都是为了确定大多数治疗所需的是哪个维度。因此，在Circumplex模型中，如果一个家庭是"卷入的"（情感过度凝聚），治疗师会努力使家庭成员个体化（减少亲密）。在McMaster模型中，如果一个家庭问题解决能力较低，治疗师将帮助他们学习新的、更适合的问题解决技巧。

然而，在大多数家庭治疗中，相较于正式评估模型，实践评估显得不太正式，是相对独立的存在（Lieberman，1995）。大多数家庭治疗师在 "评估"的同时会进行干预。他们通常会提出以下问题。

● 这个家庭如何运作？在这个问题上，治疗师将收集一些关于家庭生活、亲密或冲突方面的信息。如前所述，治疗师通常会使用家谱图收集这类信息。

● 促使家庭接受治疗的问题与家庭存在的方式有怎样的联系？这里，治疗师会帮助家庭成员将家庭存在的方式与问题的表现形式联系起来。通常，这需要使用循环问题，以映射出问题与家庭关系的联系。在某些情况下，这个问题可以分为两个互补的问题：家庭如何影响问题（造成和维持）？／问题如何影响家庭（受限关系）？

● 为了改善这个问题，哪些家庭关系需要发生改变？这也可能包括在理解、沟通或行为方面的改变。

● 家庭有什么资源能够帮助实现这些改变？这是一个关键的问题。考虑到这一点有助于避免这样的假设：这个家庭不知怎么没有能力或不能胜任 [家庭治疗师倾向于避免使用 "功能障碍"（*dysfunction*）这个词]。家庭治疗的一个观点是，家庭已经经历过一些相当困难的转变，因此现在他们可能只需要小小的鼓励就可以解决问题。

当然，有些家庭可能没有资源促进其发生改变。例如，家庭治疗师在帮助那些发生虐待儿童问题的家庭时就是这样，这个结论虽然难以接受，但却是可能的（见第 90 个关键点）。同时，还需注意家庭治疗不能 "治愈所有问题"。家庭治疗有时可以帮助家庭应对极端的困难事件，但不能解决它们。例如，当家庭成员患有绝症时，家庭治疗并不能 "治愈" 疾病，但它可以帮助家庭成员更好地谈论和应对这种情况（Fredman，1997）。

47

创造改变的动力

　　从系统的角度来看，动力不是个性特质或内在特性。改变的愿望和开始改变的意愿是由家庭环境，特别是治疗师创造的治疗环境引起的。因此，动力是环境激发的（Steinglas，2009）。在问题讨论的早期，创造动力是一个重要且必要的工作。正如我们所提到的，许多家庭来治疗时都声称"只要 X 改变，我们的生活一定会变好"，或者"只要 X 不再多管闲事，我们家就没有问题"。在这种情况下，家庭治疗师需要帮助家庭意识到，这些方法绝对不是适当的解决方案，因此治疗师通过好奇的方式提问，从而激起家庭成员的兴趣和参与度。

　　父亲：要是他改变这些不好的行为，按母亲的要求去做，我们所有人的生活会好得多。

　　治疗师：如果这个问题解决了，你认为会出现其他的问题吗？

　　家庭治疗师总是试图将动机与其他家庭成员联系起来，并与家庭探讨关于问题的不同态度及其发展方向。

　　治疗师：谁最希望这个问题能得到解决？

　　父亲：我。

　　治疗师：这太有趣了，你可以解释一下为什么你比你的妻子更关心这个问题的解决吗？

　　治疗师通过突出这种动力的变化，增加"系统的动力"。这也适用于被贴上"有问题"标签的人："乔，你有没有想过，为什么你的爸爸非常渴望解决这个问题？"通过与"问题者"（或"指定的病人"）谈话，家庭治疗师既避免了指责那个人，又可以邀请他参与会谈，会谈关注的不是"问题本身"，而是"人们想要解决问题"。在发起这个对话时，家庭成员参与和分担解决问题责任的意愿增加了。

　　这种方法也可以与更传统的动力访谈技术（motivational interviewing approach）（Miller & Rollnick, 2002）相结合，治疗师帮助家庭成员找出对于改变问题积极和消极的方面。家庭治疗师是在房间里与整个家庭互动，而不是和单独个体在一起。例如，治疗师可能会询问父母，他们的孩子维持其不良行为的好处是什么（在米兰学派中这可能称为矛盾干预）。这将使所有家庭成员知道是什么在阻止家庭转变。

　　治疗师：你认为简可以从厌食症中得到什么？

　　母亲：　我想她认为她这样对我们来说是特别的。

　　治疗师：你认为这对其他家庭成员有影响吗？

　　母亲：　现在你问……是的。我一直害怕她长大、害怕她跟男孩出去等类似的事情。

　　治疗师：有没有人跟你有同样的担忧？

　　母亲：　有，自从我父亲去世后，我的母亲总是希望我留下来照顾她……

　　治疗师也会关注家庭系统的"外部"，如向家庭成员询问其他专业人士／朋友／同事对任何建议的变化可能会有什么看法。当然，这些干预可能最终不能激发任何动力。这意味着家庭成员不是"顾客"，而是"投诉者"，也就是说他们被送去治疗，但是内心根本没有治疗的意愿（见第34个关键点）。对于这种情况，一种策略是与家人一起思考他们怎样可以不做任何治疗，就能使问题"平息"。当家庭中可能发生了虐待时，会在法定机构的程序中接受治疗，这种情况通常会使用上述方法。

因为家庭治疗的主要语言是建立人与人之间的关系和联结，在治疗的早期阶段，治疗师会通过引出责任说明来激发家庭成员的动力："当你的妻子说她认为你不爱她时，你会怎么想？"家庭治疗师不断回顾每个家庭成员所做的或所表达的，鼓励每个家庭成员参与会话，激发兴趣和参与度："当她这样说时你会怎么办？你认为你能做些什么帮助他更好地理解？"治疗师所使用的语言表达总是试图将家庭成员置于一系列计划好的互动中，最终他们可以选择自己做什么："所以当你这样说时，你期待的是什么？"

48

相遇的时刻和过程变化

在治疗过程中，家庭成员和治疗师之间可能存在一对一的特定情形，这会影响治疗的继续。有时，这些一对一的相遇可能就构成了改变本身。可以从三个方面来看这些相遇。

① 首先，最有感觉的相遇或互动发生在家庭成员之间，通常是当他们听到对方的观点和情感时，并且他们可能是第一次听到对方的这种表达。治疗师的任务就是催化家庭成员的"开放过程"，以利于新信息的创造，促进此后家庭成员之间不同的互动。随着治疗过程的展开，家庭相信治疗师可以处理复杂的情绪和想法，这就使得家庭冲突的激烈程度加深，从而促进解决方案的形成。

② 第二个相遇是发生在每个家庭成员和治疗师之间。治疗师表达她的同情、共情和正直的同时，提供了一个模式，使家庭可以看得见这些替代性的行为。这种相遇对于不同的个体以不同的方式发展，这取决于个体的态度、个性、年龄、性别以及他们的家庭角色。这会帮助家庭成员重视在家庭内部可能存在的各种各样的关系。这些相遇促进家庭成员互相关怀，这对于家庭发展是必要且有效的。

③ 最后的相遇更难描述，通常称之为治疗师和个别家庭成员之间的"存在时刻"（见 *Haley & Hoffman* 1967 年的 *Carl Whitaker* 采访）。

它是建立在每个家庭成员和治疗师参与治疗的积极性逐渐增加的基础之上。家庭成员第一次体验到这种"存在时刻"可能是在治疗师表达出与该家庭成员密切相关的直觉、诚实和开放时。有时，家庭成员可能感到自己被理解了，从而体验到"存在时刻"。也可能是由于在之前的讨论中，来访者或者治疗师释放了内心深处的情感，促进了"存在时刻"的发展。家庭成员对自我采用了各种新的看法，可能有一种"超越"有限"自我"的感觉。在这些相遇时刻，家庭的其他见证人，鼓励他们表达如何理解这种"自我与自我"会面的过程或其结果。有时，当讨论宽恕时（Walrond-Skynner, 1998），或者当个人诚实地谈论他们认为自己做错了什么时，常以相遇的时刻展开。

强调改变的"时刻"需要注意，它有时是有助于改变的治疗过程，有时这个过程很难注意到：家庭所期望的温和氛围，对观念的仔细推敲，对理解的追求，对治疗室（家庭和治疗师之间）关系建立的好奇。在这些描述家庭治疗过程的方式中，不太注重"技术"和"干预"，关注更多的是"逐渐展开"。在这里，家庭治疗更像心理动力治疗，而不是其早期先驱者提出的激进的替代方法（Pocock, 2006）。

100 KEY POINTS

家庭治疗：100 个关键点与技巧

**Family Therapy:
100 Key Points & Techniques**

Part 5

第五部分

发展干预技术

49

循环问题

　　家庭治疗实践的关键在于如何使用问题。确实，家庭治疗师们认为在心理治疗实践中提出一个巧妙的问题是很有价值的（O'Brian & Bruggen, 1982；Penn, 1982；Brown, 1997）。在家庭治疗中提出问题之前，我们应该明确这些问题的目的是什么。家庭访谈中，治疗师所提的问题不应是无止尽的没有相互联系的，否则即使原本联结很亲密的家庭也会彼此疏远。治疗师所提的问题应该针对两个关注点。第一个关注点是问题应当围绕一个"主题"，即这个问题要与家庭多关注的有关。传统意义上，问题是由治疗师、团体或者家庭提出的假设所形成的，但随着咨询治疗的进行，治疗师会发现家庭的核心问题可能与原始假设相差甚远。发现家庭的核心问题后，治疗师需要坚持逐步地、有目的地使用问题来拓宽与其相关的问题范围和关系模式。从本质上讲，如果会谈主题是正确的，那么接下来的问题就能更好地帮助家庭形成不同的观点。第二点，治疗师们可能会听到一句话或者看到一个象征性的行为，这些都应该记在心里，在这些话语和象征性行为的背后可能存在着一系列的问题。这种"象征性"可能是重复的行为模式、某些重要的家庭仪式，或者只是重复的短语。

　　米兰家庭治疗学派率先将家庭治疗师使用的主要问题称为"循环问题"（Palazzoli et al., 1980a）。后来，治疗师们建立了多种循环问题（例如，Penn, 1982）。汤姆（Tomm, 1988）对于循环问题的分类提供了一种最有效的方法，这里我们将加以介绍。

　　从本质上来讲，一个循环问题之所以循环，是因为它试图将一个家庭成员所做所想与另一个家庭成员联结起来。例如，问题："琼斯先生，你的妻子那样说时，你有什么感觉？"循环问题本质上是一种干预，促进家庭成员之间相互联结。对于一个接受治疗的家庭而言，治疗师可以利用循环问题实现一些目的。

① 循环问题将问题与行为、意义和家庭成员间的情绪联系起来。例如，"琼斯太太，你注意到了吗？当你感到悲伤时，罗伯特表现得更差还是更好？……类似地，琼斯先生，当你觉得难过时，罗伯特表现怎么样？"

② 它们将目前的问题和过去的问题联系起来。例如，"琼斯太太，你是否会认为你的丈夫在罗伯特这个年龄或多或少和罗伯特一样？"

③ 它们可以帮助家庭成员"见证"自己的体验。例如，了解到其他家庭成员是如何看待和感知他们的："琼斯太太，当你的丈夫指责你制造了太多的麻烦时，你觉得自己在他的心中好还是不好？"

④ 在反应模式、意义和行为上，循环问题鼓励"内在投射"（inner reflection）。例如，"琼斯先生，如果你的妻子确信你的感觉是错误的，你会怎么想？"

汤姆（Tomm，1988）提出，如果根据治疗师的意图将循环问题分成特定的种类，那么循环问题完全可以作为一项技术来学习。因此，如果治疗师用提问的方式帮助一个家庭成员认识到某些东西，那么这个问题可能有一个策略性的意图。以上对琼斯先生所提的循环问题，都是为了帮助琼斯先生从他妻子的角度看问题。循环问题也可以帮助家庭成员自我探索，此类问题可让家庭成员自我反省，因此具有"反省性"。例如，"罗伯特，告诉我，你是否觉得，相比于妈妈，爸爸关于你行为的看法对你更有帮助？"

50

用提问的方式澄清和扩展

为了使家庭有所获益，在整个咨询过程中治疗师都会尽力去解释一些有争议的事件，试图通过家庭成员的叙述，找到事件背后更深层的意义。家庭成员在阐述问题和一些相关事件时是很配合的，他们通常认为，一个很友好的观察者在看待这些事件时，和自己的观点是一致的。他们还会觉得自己已经将问题阐述得很清楚。这个时候，治疗师的任务就是通过提问，循序渐进地温和地面对这些假设。经过这个阶段，家庭成员会对之前的事件有一些新的看法。在治疗过程中，治疗师干预初始阶段的工作就是解释家庭成员阐述的问题，将其归因并进行扩展。这个阶段首先要通过"缓时法"（slowing down time）来进行，之后治疗师要将问题深化，使家庭成员对问题有更进一步的思考。在逐渐深化的过程中，我们需要在问题中引入时间段的概念。

这个家庭时间段包含四个不同的部分。① 时域段：分钟到小时之间；② 周域段：几天到一周之间；③ 年域段：几周到一年之间；④ 代域段：贯穿持续至少一代人。段①和段②通常指家庭成员间短时期内的互动，当时间段达到一年，就是③ 年域段，它表示家庭成员间的关系是如何运作的。当时间框架覆盖超过一代人，就要涉及家庭剧本和家庭神话。在家庭治疗中，某位家庭成员可能会一直阐述某个时间段的事件，这时，治疗师可以将这个时间段进行延伸，引出另一个时间段的事件，从而将事件背后的其他意义引入到讨论中。

哈里斯先生正在阐述他和他妻子关于儿子行为的对话。

哈里斯先生：她说她没有因为儿子的行为感到困扰，但是她对此却很生气。

治疗师：所以她表面上对此无所谓，但实际上她很生气。你们之间经常这样吗？还是说只针对这一件事呢？

哈里斯先生：她经常这样，但是并不影响我们的正常生活。

治疗师：你家里的其他人是否也会这样呢？

哈里斯先生：我的父母也经常这样处理事情，我也是很不希望他们这样。

在解释和扩展环节，另一个比较有效的方法就是问一些家庭成员曾注意过的问题。当家庭成员意识到治疗师想从整体的角度去构建故事的框架时，他们就会慢慢地从一个观察者的角度去回答问题。在任何社会情境中，采取行动之前都需要观察。从观察者的角度提问有助于家庭成员意识到在当时的情景中，其他人的感受是怎样的，这样，他们便能扩大自己看待事情的视野。

治疗师：彼得，你爸爸说你妈妈并不会被你淘气的行为所打扰，但是她似乎很生气，你认为是这样的吗？

彼得：当我爸爸说起我的行为时，他经常会很生气，不听劝。我觉得妈妈是因为这个才说她没有感到困扰，以免跟爸爸吵起来。

治疗师：你确定是这样吗？

苏（姐姐）：当他们因为彼得吵起来的时候，我通常不在场。

治疗师：但是彼得是一直在场的吗？

苏：是的。

治疗师倾向于通过提问来澄清分歧，因此在上面的谈话中，一些澄清性问题的形式是这样的："'没有被困扰'是什么意思？""你怎么知道妈妈没有'被打扰'？""生气是什么意思？""妈妈和爸爸生气的方式一样的吗？"这样好奇式的立场可以激发许多不同的问题。

51

用问题开场

　　那些认为问题出现在沟通上的家庭成员是没有互动视角的。有沟通问题的家庭需要认清，并不是他们缺少沟通，而是他们日常的沟通没法解决问题。比如，他们的重复沟通不会产生新的有用的信息。因此，治疗师在促进沟通之前，应该先指导家庭成员如何去沟通，然后再帮助家庭用沟通解决当前的问题。这个最初的治疗阶段最重要的一个方法就是要逐一攻破，让每个人都意识到他们是和其他人息息相关的。通过引导沟通，治疗师便能帮助每一个家庭成员学会如何表达自己的感情和想法。在这个过程中，治疗师要通过提问让家庭成员知道，他们在当下的所思所想，其他人也一样会有。之后，治疗师要询问其他家庭成员类似的问题，通过促进自然的交流，让每个家庭成员能互通心声。

治疗师：哈里斯太太，当你说起你的丈夫时，你看起来不在乎会使你生气的事情，当时你在想些什么呢？

哈里斯太太：我在想我正在使得事情往坏的方向发展，因此如果我要说话，我将会说，我对这件事一点都不了解。

治疗师：你觉得你老公是怎么想的？

哈里斯太太：不好说，他有点失常。

治疗师：你的儿子呢？你觉得他当时怎么想的呢？

哈里斯太太：我觉得他不想我们总吵架，他会一直在场以免我们又吵起来。

治疗师：彼得，你是这样想的吗？

在这个环节，如果我们过多地关注某一个人的想法，就会产生一些问题，导致他无法从其他人的角度来看待事情。当家庭成员一直在从自己的角度提供信息时，治疗师需要让他讲明这和当时在家里发生的事情是否相同。通过这种方法，让家庭成员可以从其他人的角度来提供信息。

通过问每一个人"我眼中的自己"和"我眼中的他人"，治疗师能够慢慢地帮助家庭成员谈论"他人眼中的我"。这样便能建立起有效沟通，积极倾听并反应听到的内容。下一个阶段，我们要让家庭成员回答"B 觉得我和 A 的关系怎样"这类的问题。很多人都会很反感这种问题，觉得像是在讲别人的闲话（Palazzoli，1974）。回答者经常会说："我不知道，你为什么不问他自己呢？"在我们的案例中，治疗师会询问："彼得，你觉得你父母是怎样谈论你的？"这样，哈里斯先生和哈里斯太太就能知道彼得对他们关系的看法。这是一个三元的问题，它包含第三者对另两个人的看法。

52

用问题打破重复模式

　　那些有问题的家庭会一次又一次地犯同一个错误。这就像跳舞一样，每个家庭都有自己既定的舞步。他们会重复地用既定的方式处理问题，每一个人都有自己确定的角色，遇事时，他们会立即进入状态。如果这种既定的模式一直持续，会影响治疗的效果，导致家庭成员觉得治疗没有什么用，久而久之，就会严重破坏治疗。此时，治疗师的任务就是停止家庭重复的过程，分析之前家庭成员相互之间发生的事情，并将其与他们的感觉和想法相关联，然后帮助家庭寻找一些其他的方式来应对那些特殊的事件。

　　当家庭成员展示自己的行为时，治疗师需要接纳和包容他们。面对家庭成员间固有的模式时，治疗师要直接终止互动，但并不是用命令的方式，而需要通过一个特殊的问题来实现。要使家庭摆脱重复的互动，进入到深层的探讨，治疗师就需要让家庭成员谈论存在问题的互动过程，从而有效地掌控问题。治疗师会通过打断式的问题来构建情景，理解事情的来龙去脉。

　　彼得：但是妈妈你想过我们吵架的原因吗？是因为你总是忍着他，每次都是这样。你应该做点什么，不能一直这样下去。我真的不明白你为什么总是这样。

　　治疗师：（示意彼得冷静下来，然后看着哈里斯太太）哈里斯太太，彼得现在似乎很生气，这在家里发生过吗？

　　哈里斯太太：发生过。

治疗师：就像我刚刚看到的那样，你只是保持沉默吗？

在这里，治疗师抑制住了彼得对母亲的愤怒，这个家庭现在要体验一种不同以往的重复模式。治疗师开始尝试描述这个模式。

治疗师：彼得，当你生气的时候家人们都是怎么表现的？

彼得：我的母亲一直都隐忍。

治疗师：是的，我知道你认为你妈妈一直都很隐忍，但是我想知道，从你的角度看，你觉得刚刚你的家人们都是怎么反应的？

彼得：母亲刚刚似乎在责怪我们吵架，我想告诉她，她不应该一直这么隐忍。

治疗师：你注意到你妈妈的状态了么？

彼得：她只是沉默。

治疗师：你姐姐呢？

彼得：她看起来很厌烦，但是她忍住了。

治疗师：所以当你在争吵时，你会觉得自责，对你妈妈吼叫，但是她却很平静，并且她和你姐姐都没再讲话。大家都是这么觉得的吗？

用问题来探究事情相反的含义和内容，可以帮助一个家庭摆脱这种破坏性的模式。上面的案例中，哈里斯太太很少为自己辩解，这时我们可以询问："哈里斯先生，你觉得你的太太有忍不住为自己辩解的时候吗？"

通过上面的例子我们可以发现，治疗师的贡献之一就是在这个过程中标记并应对家庭成员的意图和情感。治疗师一般都会直入主题，尽管这样有些无礼，但却可以稳住场面，有助于在治疗中创造一个安全的空间。

53

用问题连接时间——过去和现在

存在问题的家庭总是会关注当前的困难或是过去的历史，以至于他们会觉得未来很迷茫，认为明天所经历的只是今天的一部分，这样的定向没有考虑到任何可以替代的行为，不利于问题解决（Boscolo & Bertrando，1993）。因此，治疗师需要关注家庭成员当前的行为，以便对其过去和未来做出推断。这样做不仅能让我们知道是什么原因导致了其当前的行为，还可以让我们了解家庭在寻找问题解决方案时没有考虑到的过去或将来的事件。发现家庭中隐藏的或是被忽视的过去，并以充满希望的视角看待未来，可以帮助家庭迎来新的机遇。

在对家庭时间轴的调查中，治疗师应该记住，从广义上来说每一个家庭都应该经历过去和未来，包括三个过去和两个未来的时期。我们先从过去的阶段开始分析。

①"历史"的时间。这个时间不仅包含夫妻从青年时代相识到在一起的过程，可能还包括他们小时候的人际关系以及青年时代已经终止的家庭关系。这个时间段的重要性在于，它很有可能包含了主导当前的模式，并且可能提供潜在的替代性方案。

②"之前"的时间。家庭可以参考问题发生前的时间，这可能是一场重病前的时间，可能是丈夫出轨前的时间，或者是在一个重要的发展阶段到来前的时间。治疗师在这个阶段的任务就是要实事求是地评价这个时间段家庭的功能，以便阻止"有问题"的成员成为家庭中的替罪羊，重新激起家庭内部有用的互动。在这个阶段，治疗师可以通过提问进一步了解这段时间中发生的事件，将其中有益的方面应用到当下的问题解决中。

③"上周"的时间。这个时间段需要优先探索，很多问题都是在上周产生的，每个家庭都需要根据实际回顾上周发生的事情,这样,我们就能看到问题变化的过程，如果可以表现出问题在过去时间的变化过程，那么也可以表现出问题在未来时间的变化过程。

治疗师：戴维斯女士，我知道你认为你的丈夫不在乎你的感受，那他曾经是否在乎过呢?

戴维斯太太：在乎过,当我们刚结婚的时候,孩子很小的时候,他都还比较在乎我。

治疗师：刚开始你们的婚姻是很美好的，是吗？

戴维斯太太：是的。

治疗师：你小的时候发生过类似的事情吗？

戴维斯太太：是的，之前好像也发生过，而且情况也类似。

治疗师：从什么时候开始你丈夫这样的呢？

戴维斯太太：应该是逐渐变成这样的。孩子长大了，我就又开始工作了，彼得上了大学，事情变得都不一样了。

治疗师：所以他在那段时间变了是吗？你觉得他会认为你在那段时间也变了吗？

戴维斯太太：我觉得他会这样认为，我知道我变了，我只是不确定我哪里变了。

治疗师：既然你不确定，那么我问你，上周的你和刚结婚时的你，你觉得哪里不一样呢？

54

用问题连接时间——将来和现在

对于那些害怕面对未来的家庭而言,他们当前的任务就是预防未来的事件发生,好像事情不会随着时间的发展而发生变化。未来对他们而言是很消极的,因此会竭力维持现状,这严重阻碍了他们当前的行为,也遏制了未来行为的发生。因此,治疗师需要问一些有关于未来的问题,尤其是和现在与过去相关的问题。这样,家庭的未来时间就可以分为两个方面。

① 下周。几乎所有的家庭都会认为下一周会和上一周有所不同,但真实地描绘出上周发生的事情,对处理下周即将发生的问题会很有帮助。治疗师再次通过提问帮助家庭了解到问题是随着时间变化的,之后,治疗师可以直接询问,如"你下周准备做什么?",在可能变化的情境中自然地引出他们的计划和选择。一个特定的关于"下周"时间的提问类型是很重要的,尤其是当家庭对治疗之后发生的事情有所期待时。例如,如果两个人在治疗过程中有所争吵,或者一个家庭成员第一次说了一些信息,我们就可以问:"自那件事发生以来,你觉得它还会在你回家时发生吗,或者过几天才发生呢?"在这里,治疗师想弄清楚现在和即将发生的未来之间的关系,从而促进家庭成员之间的沟通,同时也是为了指出变化过程在治疗中的重要性。

② 未来。未来可能会在一定程度上决定当前的行为。不管未来是否会引起当前一些不适当的行为,或者家庭并没有考虑未来的事情,治疗师都需要明确未来对现在有所影响。家庭成员可能不会说太多关于未来的事情,但是治疗师可以促进家庭成员不断地思考并且让他们在生活中践行。首先,治疗师需要通过问一些未来可能会发生的事情来处理家庭成员对于未来的消极看法,这类问题可以是:"如果你的

儿子和丈夫一直争吵，你觉得会发生什么？"这可以延伸到另一个灾难性预期的问题："如果你不做点什么的话，最坏的结果是什么？"。另一种提问的方式是探索可能的假设。在这里，治疗师构建了一个可能会发生的情境，并且询问家庭成员觉得这种情境可能会以怎样的方式呈现。比如，"戴维斯太太，假设你和你女儿在你儿子来的时候出门了，你觉得他和他父亲会如何相处呢？"这种定向未来的问题会自然地让家庭成员想出解决的办法。比如，"下次这种事情发生你该如何处理呢？"定向未来的问题暗示了未来属于家庭，这是他们自己的事情，治疗师并不参与。

> 治疗师：戴维斯先生，就像你听到的那样，你太太刚刚说你不在乎她的感受，现在当着所有人的面，我能问下你在回家时打算怎样做吗？
>
> 戴维斯先生：我很伤心，她感受到的并不是我想表达的，我是很在乎她的感受的。
>
> 治疗师：你觉得你需要做哪些事情来改变一下呢，当孩子们都离开，就剩你们两个在家时，事情会不会又变得和原来一样呢？

55

用问题规范行为

在解释特定的事情和经历时，所有的家庭都会构建自己的意识形态（见第31个关键点），这些意识形态不断强化，会逐渐支配家庭成员对特定问题的行为反应。然而，有时候一些行为可能是处于正常范围内的，是个体发展阶段中所期望出现的，但是这个家庭却没能以这种方式看待这些行为。家庭认为自己与他人不同的程度各有不同，个体和家庭在遇到常见的困难时感到"自己是不正常的"是一种错觉。这种情况经常发生，下面介绍一些有关于家庭对于一些特定事件的错误看法。

● 如果你照顾一个长期生病或残疾的人，那么你应该心甘情愿地做这件事，没有任何负面的情绪。

● 个体行为失常总是有原因的，就像一个孩子他表现不良可能是想引起某人的注意。

● 所有的孩子都应该时刻举止端正，如果他们做不到的话，应当给出合理的解释。

● 一个家庭成员的消极情绪总是由另一个家庭成员所导致的。

这样的想法会影响家庭问题解决的能力，破坏他们的正常行为。家庭需要知道：在一些特定的情境中，某些行为的发生理所当然。在这样的情境下，治疗师的任务是要通过提问，引导家庭进入一个更规范的模式中，并且让他们有更合理的期待。治疗师并不是要暗示家庭他们做错了，而是要帮助他们澄清家庭的问题，然后通过提问引导家庭产生更规范的模式。这样的问题可以是：

"你觉得患有慢性病的人最典型的特点是什么？"

"你觉得他的行为和 10 岁的孩子有多像？"

"你觉得她那么做事是因为她坐在轮椅上还是因为她是个 16 岁的少女？"

"你觉得这是一个失业男人的正常反应吗？"

"你觉得你儿子的行为在多大程度上和他晚回家有关？"

实际上，治疗师正在引导家庭思考他们遇到的事情有多少是正常的，这正是利用了他们"想和别人一样"的期望。按照家庭的回答，治疗师根据自己的专业积累或个人经验给出回复，帮助他们回归日常。

有时治疗师也可以用这样的问题告诉家庭,有些事情的发生是不合规范的。例如，治疗师可以说："如果一个很和善的邻居将要说一些关于你家庭的事情，你觉得他会说什么？"这样的问题会帮助家庭成员看到他们之间的不同，并且产生规范家庭生活的想法。

56

研究解决问题的对策

寻找家庭问题解决对策的过程中，治疗师应该将家庭过去的变化和将来希望的变化联系起来，这一工作最初是通过找出家庭成员过去尝试的策略来完成的。这样做有以下几点原因。

① 所有家庭成员都需要理解家庭解决问题的机制。

② 家庭成员需要明白他们早就开始着手解决一些问题了，这既有好的方面，又有不好的方面。

③ 治疗系统需要识别出家庭认为阻碍了问题解决的因素。

④ 治疗师需要正确认识失败和失败的原因，以免只是继续简单地重复家庭历史。

识别先前解决方案的方法就是简单地问："你过去试图解决这个问题的目的是什么？"

治疗师：戴维斯夫人，你过去有做过任何阻止彼得和他父亲争吵的事吗？

戴维斯夫人：开始时，我习惯于在他们结束争吵之后再礼貌地要求他们不要再这样做了。

治疗师：你是同时要求他们还是分别找他们谈话？

戴维斯夫人：分开。我会非常礼貌地询问他们。

治疗师：那么在这之后，你会找些时间单独对他们说些什么吗？

下一个问题是关于个人考虑过但没有尝试过的解决方案。这些方案通常是人们私下里想到但没有与别人分享过的。

治疗师：苏，你有没有想过通过自己的方式帮助你的父亲和彼得停止争吵？

苏：并没有，我尽量远离彼得，也不知道该对父亲说些什么。

治疗师：所以，对你来说唯一的解决办法就是不介入他们之中任何一个人，是吗？

家庭成员应当表明他们已经想到但没有尝试过的问题解决方案，澄清为什么没有尝试，分析该解决方案的优点和缺点。

治疗师：戴维斯先生，你说过你想亲自去看彼得？为什么你还没有这样做呢？

戴维斯先生：我不知道该说些什么，对我们来说进行正常的谈话很困难。

治疗师：戴维斯太太，如果你的丈夫自己去看彼得，你觉得事情会发生转机吗？

关注为解决问题而做过的尝试实际上是一种干预，这种干预来源于 MRI(mental research institute) 学派的家庭治疗（Watzlawick et al., 1974；Fisch, 2004 ），也反映了以问题解决为中心的治疗思想（de Shazer, 1988 ）。

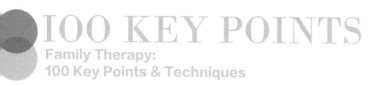
57

在问题中提出建议

几乎所有的家庭在制订可能的解决方案时都需要一些帮助，治疗师有必要给予家庭一些建议。治疗师在提供解决方案时需要使用一些策略，使之看起来不太像一个直接的建议，而是嵌入式的隐藏性提示。治疗师可以通过询问"如果……怎么样"这样的问题，帮助家庭明确一个可能正确的方向，这样的问题可以是关于行为、信念或者情感的。

治疗师：显然，在这种情况下会让人有很多负面情绪，但是，如果你建议彼得限定拜访你的时间，你认为将会发生什么？

戴维斯夫人：我没有想过。（转向彼得）你会怎么想？

彼得：我不知道，但对我来说会很困难。

苏：他的意思是他必须自己做决定。

治疗师：嗯，关于这个还有很多需要商议的事情。

治疗师声音的语调和对特定词语的选择在一定程度上会影响建议和提问的效果，成员可能会将治疗师的提问看作是一个指令而非一个问题，这两者之间有很大的不同。因此，这个问题的基调必须足够明确，至少在一段时间内能够让家庭成员记住，但也不要太明确，否则问题就只是一个问题。好的问题可以帮助家庭成员建立自己的内部互动序列图像。

第五部分　发展干预技术

　　这些问题也有助于治疗师和家庭不断地探索和尝试不同的思考、感受和联结方式。为了达到这一目的，治疗师首先需要确保每个人对可能事件都发表了自己的观点，例如："戴维斯先生，如果你的儿子不经常来，你会怎么样？"治疗师在提问时还需要注意提高家庭成员的人际感知能力。"苏，如果彼得不经常来，你觉得你妈妈会怎么想？"这样做是为了帮助家庭成员在一个变化的情境中理解他人的行为、信念和情感。有时，治疗师会将这种变化描述为"做一个实验"："假设是在做一个实验，你尝试这样改变并坚持一段时间，谁觉得最难？"

　　米尔顿·艾瑞克森（Milton Erickson,1981）的"催眠技术"（hypnotic techniques）（Erickson et al., 1976；Erickson & Rossi）中首次介绍了这样包含嵌入式建议的问题。家庭治疗师通常会使用这些问题，因为他们认为正常的"建议"无法帮助大多数家庭，并且和艾瑞克森一样，治疗师们也认为大多数人在很大程度上都会抵制"建议"（Haley, 1976）。

58

扮演

　　有时治疗师需要自己去了解家庭中的互动模式，而不是仅仅通过家庭成员的描述掌握相关的信息。尽管治疗师通过提问可以获得大量的家庭信息，但这些信息不能体现出当时的情感凝聚。一个有效的关注家庭互动的方式就是让家庭成员在会谈过程中设定一个特定的互动事件（Minuchin & Fishman），通常是让两个家庭成员讨论某个与事件相关的主题，或者是完成治疗师提供的建设性任务。这就是所谓的"扮演"。"扮演"的目的如下。

● 帮助治疗师了解家庭成员之间如何互动，而不是听他们描述他们自认为的互动方式。

● 打破家庭互动的界限，以此来测试家庭系统的灵活程度。

● 确保家庭成员在安全的治疗环境中，尝试不同的互动方式。

　　在以下三阶段使用"扮演"的作用较大。第一阶段，治疗师在与家庭成员互动的过程中观察家庭，了解家庭中存在的重复模式，掌握家庭特点。这些模式可能包括：谁与谁交谈、谁打断了谁、父母怎么与对方交流，以及他们怎么与孩子交流等。第二阶段，治疗师可以请这个家庭或部分家庭成员围绕一个特定的主题进行"扮演"，治疗师作为一名观察者更细致地观察该家庭。在最后一个阶段，治疗师可以更加主动，延缓互动的进度，或者提出一些问题以在家庭成员之间建立不同的联结，甚至建议成员做些什么，然后观察干预的结果。最后一个阶段的目的就是让家庭体验一种不同的互动方式。

在治疗中使用扮演是非常有效的，尤其是在家庭成员年龄差异很大的情况下。如果治疗陷入重复模式的困境（见第 82 个关键点），治疗师可以借助"扮演"技术走出来，典型的"扮演"包括以下几点。

● 在孩子旁观的情况下，让父母讨论他们怎么看待孩子的行为。

● 让父母和孩子交换角色。

● 构建一个典型的争论过程，帮助家庭成员以不同的方式解决。

"扮演"在家庭中是非常普遍的。比如：

妈妈：你觉得我妨碍你教育孩子了吗？

爸爸：是的，比如那天我不让他出去的时候。

妈妈：我没有意识到，那我应该怎么做？

爸爸：或许在回复孩子之前，我们应该讨论一下，我为什么做出这样的决定以及你是否同意我的决定。

在此治疗师可以让父母进行角色扮演，重复这段对话，以此来帮助他们建立新的模式。

59

家庭作业

　　家庭疗法中的家庭作业与行为疗法（behavioral therapy）中的不同（Haley，1976）。尽管一些家庭作业类似于行为疗法，或者由其改造而来，但是两者的处理方式并不相同。在家庭治疗中，虽然治疗师关注作业的结果，但他更看重作业为治疗系统所提供的信息。无论作业成功还是失败，都能提供关于家庭互动的重要信息，促进治疗。设定任务或作业可以增强家庭解决问题的责任感，这一过程中，治疗师应该十分清楚自己期待看到什么结果，确保每个人在任务中扮演着特定的角色。如果有不积极的成员，治疗师应当指导他们观察积极成员的行为。

　　作业应当切合家庭问题的核心，在戴维斯家庭的例子中，一个可行的作业是让戴维斯先生看望他的儿子，然后告诉妻子他的感受，并让女儿苏在父亲回来后观察她的父母。设定的作业应当让所有的家庭成员一起参与做一些事情，让彼此知道对方做了什么，以及如何看待这些事情。

　　以下案例中的作业结果需要在接下来的会谈中进行跟踪观察。

● 一个十分成功的解决方案。一切按计划进行，每个人都认为这样的结果很好。戴维斯先生看望了儿子，并与妻子交谈这件事，女儿观察到家中每个人都很开心，这可以成为现实。家庭通过与治疗师交谈可以调动家庭资源来执行这个最简单的解决方案，而如果只有他们自己，这个方案很有可能无法实施。但是不建议治疗师第一次的家庭作业时就采用较快的解决方案，因为家庭可能需要多次尝试新的不同的互动方式，才能建立一个新的模式。

● 一个新的机会。家庭任务可能会带来新的不同的互动方式，家庭成员对此的体验也不尽相同，治疗师的探索和澄清会提供比作业本身更多的新意。

● 一个不同的任务。有时候家庭成员曲解了治疗师的意思，执行了一个不同于治疗师制定的任务，治疗师可以通过比较预期发生的事和实际发生的事来了解这个家庭特有的交流模式正是这种特定的交流模式导致了家庭进行"不同"的任务。因此，戴维斯夫妇也许一起去看望了他们的儿子，因为他们认为治疗师就是这样安排的。

● 测试操作。从一项任务中也可以了解到家庭成员如何看待他们参与治疗。尽管所有的家庭成员都同意完成任务，但不幸的是，任务在下一阶段并没有成功执行，比如戴维斯先生去看望儿子但是儿子不在家。如果发生了这样的事件，治疗师应该仔细回顾个体对于治疗的期望和承诺。

当家庭反馈任务结果后，治疗师必须在下一次的会谈中及早地给予回应。忽视任务以及家庭与任务的关系就相当于否认了任务的重要性。

60

家庭剧本

当治疗师在探索一个家庭的历史，特别是发现家庭中的重复模式和解决特定发展性事件的方式的时候，会很容易发现家庭剧本和家庭神话（请看第6、7个关键点）。家庭剧本（Byng-Hall，1995）指的是家庭的信念系统，这个系统以原生家庭中所形成的脚本为基础，进而创造了当前家庭中的一般原则、家庭角色和规则。

"在你家中，是否对大儿子有一种固有的期待方式？"

"在你家中，是否对未婚单身女性有某种特殊的态度？"

家庭神话（Bagarozzi & Anderson，1989）是具有吸引力的故事，家庭成员重复着这些家庭神话故事，这些故事通常是基于对原生家庭中历史事件的扭曲叙述，为如何处理特定类型的事情和人奠定了基础，同时也规定了当特殊情况发生时，特定行为模式是否应该出现。

"奶奶去世前一天把所有的文件都烧毁，你觉得这意味着什么呢？"

"看起来好像在你家中有一个信念，即使你彻底离开了某个酗酒的人，他们还是会在某个时刻以某种方式出现在你的生活中，这样的信念是从哪里来的呢？"

"你是否认为小姑姑为了你的奶奶完全牺牲了自己，她是不是总是让父母设定某种作为最小的女儿应当如何表现的行为模式？"

家庭会以自己的方式对待家庭剧本。一些家庭会以相同的方式继续遵循剧本行事，相当于复制了剧本，因为他们试图在现在的家庭中重复原生家庭中的行事方式。

"在目前的家庭中，你做了些什么事情？这些事情曾经在原生家庭中出现过吗？"

另一些家庭则极力做一些与他们原生家庭不同的事情，他们刻意构建新的互动方式，想要避免重复自己在童年时期所遭遇的事情。这种行为称为"纠正剧本"（corrective script）。如果家庭成员认为，要想解决现在家庭中的问题，就必须不同于原生家庭中的剧本，他们便会纠正剧本。

"在现在的家庭中，你正在努力做着什么？这么做是因为你想要和原生家庭有所不同吗？"

当处理剧本时，治疗师需要帮助家庭看到，什么样的剧本激励着他们的行为（限制着他们的行为），并给他们改变剧本的机会。宾·霍尔（Byng-Hall，1995）称之为"即兴剧本"（improvised script）。

61

给来访者的信

在专业心理治疗的传统（White & Epston, 1990; Street & Downey, 1996）中，书面通信扮演着独特的角色。相较于口头交流，书面沟通具有形式和意义属性，从某种程度上来说，书面沟通也是一种独立的治疗方式。与口头交流相比，书面语言往往能够使用更精确的语法、更完整的句式、更清晰的主题以及更广泛的词汇。在与家庭个体进行书面交流的过程中，治疗师可以把他的治疗想法与要点以一种具体而静态的形式传达给家庭的每个成员，通过这种信件的形式，家庭获取那些在对话中不容易掌握的信息点。重要的是，书信不只是对所发生事情的总结，更是治疗师与家庭成员之间语言沟通的延伸。

一封关于治疗会谈内容的书信可以将治疗师和家庭之间的平衡性关系转变为相互独立性关系，亦即使得家庭独立于治疗师而存在，强调了家庭对于做出任何决定的自主性。书信使得家庭在阅读的过程中成为观察者，反思自我经历，这有助于家庭看到问题的全貌和本质，发现其中新的意义和模式。公共、开放的书信方式为家庭治疗提供了一种新的方向。

治疗师需要在心理治疗的不同阶段，给来访者发送不同的信件。但其主旨都应该是对过去的总结以及对未来的预期。同时，这类信件所使用的语言也应当符合家庭自己的语言特点和观念。

下面是在信件中亟需解决的一些问题：

● 最初提及的问题；

● 历史框架内的问题；

● 与问题相关的发展性问题；

● 对治疗过程的总结，包括合同或约定的议程；

● 有关治疗师与家庭相互配合或家庭自主操作事项的明确陈述。

例文如下。

亲爱的赖安先生、夫人：

　　我很荣幸能与你们探讨露西晚睡晚起的问题。正如我们所讨论的，这会导致很多问题，如果一个家庭成员失眠了，事情往往会变得很糟糕。

　　我们曾讨论怎样找到一个办法来解决这个问题，但情况却发生了一些变化，并且你一直都不确定这些改变是否是由于你的所作所为而引起的。

　　我们曾经讨论过女孩的心理发展阶段。我们都认同露西现在正处于从一个少年女孩成长为青年女性的阶段，也就是众所周知的青春期，但她现在还不是一个年轻女性，当然她也不再是一个小女孩了。她肯定也在思索着如何才能成为一个独立的、能够对自己负责的人。

　　我们一起讨论过的，在孩子成长的这一个阶段，父母在对孩子的温柔呵护与强硬要求之间很难平衡。赖安先生展现强硬的一面，而赖安夫人则温柔相待，但是你们是夫妻，这样做对露西来说不一定有帮助。作为夫妇，你们需要思考露西在不同的时候需要的是父母的强硬还是温柔，从而选择恰当的方式对待她。我相信你们可以做到。今后我们可以共同探讨到底是什么阻碍你们共同决定一些事情，虽然这会比较困难，但可能会有所作用。我们可以通过接下来几周内的变化看看结果如何，再决定以后怎么做，我期待着能与你们就发生的变化做进一步的探讨。

100 KEY POINTS

家庭治疗：100 个关键点与技巧

**Family Therapy:
100 Key Points & Techniques**

Part 6

第六部分

各流派家庭治疗技术

62

策略派家庭治疗技术

杰伊·海利（Jay Haley，1973 & 1976 & 1980 & 1981）是策略派家庭治疗的创始人（Madanes，1981）。他的传记从贝特森在心理研究所时（Fisch et al.，1982）的开创时期持续到21世纪初的"确立"时期（Zeig，2001），几乎贯穿了该领域的整个发展历程。他的观念与MRI有很多共同点，因此我们将这两种方法"结合"起来介绍。

策略派最常用的技术是重塑和使用悖论（paradox）。第45个关键点已经讲解了重塑，因此我们将在此处探讨悖论。悖论是一种矛盾的说法，它使得我们难以作出理性的回应。举个例子，治疗师在每次会谈结束时会预测这个问题将再次出现，并可能变得更糟。使用这种悖论策略的理由是，如果家庭期望这个问题变得更糟，那么他们会更努力地反驳治疗师，并确保自己反驳成功。但如果这个问题确实变得更糟了，这将证明治疗师很有先见之明、很有能力，下次他们将更配合治疗师。

从批判的角度来看，这种干预方式看起来是无礼的，所以不可能在当代实践中运用。然而，正如它的名称所暗示的，它能够"预测复发"，所以仍然在家庭治疗中占有一席之地。治疗师使用这种方法是因为，这种干预能够帮助到家庭，而不是想要证明治疗师自己很聪明。她也可以利用悖论促进家庭思考："我觉得你们在解决这个问题上已经做得很好，但这个问题并没有彻底解决，它有可能再次出现，你们还能做些什么来阻止这种情况发生呢？"警告家庭，问题可能再次出现，特别是当他们相信自己已经解决了问题的时候。这种情况下，治疗师"灌输"给家庭这样的思想，防止可能的失望削弱他们将来解决问题的决心。在这些情况下，预测复发的技术是有用的。

海利采用的其他矛盾的干预措施也是如此，例如让家庭成员转换他们的家庭角色。海利在一段视频中演示了这种技术，他要求"好孩子"扮演成"坏孩子"几个星期："你愿意参与一个实验吗？只有一个星期，在这一个星期里你要扮演成一个"坏"孩子，因为你一直表现得很好，如果你可以表现差一点，也许你的兄弟可能学会变好！"这种干预的目的不是要比家庭成员中谁更聪明，而是要找到一种策略性干预方式，可以帮助家庭朝着他们希望的方向前进。其中存在这样一种假设：家庭模式使一个孩子"好"而让另一个孩子"坏"。在系统理论中，坏的依赖于好的，反之亦然。因此，通过相反行为的实验，孩子们可以学会做自己，依照他们所选择的去表现，并把他们认为不受自己控制的行为变成自己可以控制的行为。在当代实践中，如果以有趣的方式探索和干预，我们可以使用这样的悖论，特别是在治疗的后期阶段。

策略性干预通常是由随着时间的推移而建立起来的习惯性模式所激发，而最初用来解决问题的模式通常又会变成新问题。例如，一个家庭采取惩罚性干预来阻止他们 3 岁的孩子发脾气。但如果长此以往，它不仅会加剧儿童发脾气，还会产生新的问题：同伴冲突、家庭压力、无能感等。海利从艾瑞克森（Haley, 1973）的思想中得出启发，他认为，在这种情况下，治疗师的任务就是必须要中断这种习惯性行为循环。

当父母在处理孩子问题的方式上存在分歧时，一种常见的干预方式是让父亲决定每周的奇数天，母亲决定偶数天。在最后一天，采用投掷硬币的方式决定谁来"负责"。即使如今治疗师和家庭之间是协作的关系，这种干预仍然可以在类似的情况下使用。在这种情况下，治疗师会尝试性地提出一个想法"像这种疯狂的任务曾帮助过一些家庭，但可能不适合你们家庭"。治疗师会解释这种干预的目的是改变模式，使得家庭可以自由选择任何他们想做的，而不是盲目地表现他们一贯的样子。

63

结构式家庭治疗技术

在前面的要点中,我们已经讲了一些结构式家庭治疗对家庭治疗实践的重要贡献。米纽庆(Minuchin,1974; Minuchin & Fishman,1981)是结构式家庭治疗的创始人,他建立了家庭适应性和凝聚力的概念(第46个关键点),使用了"扮演"的说法(第58个关键点)。他对家庭的理解集中在结构上,提出了家庭的许多维度,包括家庭凝聚力(情感亲密)、应对家庭成员变化所需的适应能力(适应性)和家庭的层级结构(谁具有权力)。米纽庆认为,有问题的家庭似乎往往在家庭凝聚力、层级或适应性方面存在结构紊乱。

结构式家庭治疗具有特定且积极的"风格",有时可解释为对质(confrontation)。结构式家庭治疗师经常在房间里走来走去,如果某个家庭成员正在争论某个话题,或是极少参与讨论而需要治疗师给予鼓励,结构式家庭治疗师就可能会坐在他旁边。治疗师有时会用"身体"来阻止家庭的无效沟通(例如,父母打断孩子说的话),有时也会用身体"保护"对话免受打断(例如,兄弟姐妹之间正在讨论关于父母的问题,而父母可能想要影响他们)。结构式家庭治疗师使用空间和身体接近度标记并改变当前的家庭模式:"我注意到每次我们见面,你的女儿都坐在父母之间。现在我们试着让她坐在这里而不是你们之间,我们的感觉是怎样的。"

治疗师将解释他们这样做的原因。"我希望每个人都能说出自己想说的,没有其他人打断,这样做可以避免太多的眼神接触,有时我可能会要求你换个地方",或者是"你知道吗,我感觉就像在这里看网球比赛:从妈妈到爸爸,从爸爸再到妈妈。如果你们两个坐在一起,我的脖子会感觉更舒服,你介意像这样换一下地方吗?"

结构式方法在观察家庭在房间中发生的互动方式方面更有效。

该方法主要是希望家庭在治疗室中练习行为改变，回家后仍能继续保持。例如，治疗师会通过打破家庭中的无益联盟来重构家庭结构："你知道吗，我认为你有时候太维护女儿了。你可以试着不为她说话吗？试一下，我知道这很难。也许，在这之后你会知道她真正需要你做的是什么。"

治疗师通过使用结构技术，要求家庭成员角色扮演在家的典型情境，以推动他们找到另一种结果。这种设定称为"强化"。

治疗师：我不相信你对你爸爸所说的是你真正想要的。来吧，说实话，告诉他你想让他做什么。

女儿：我不能。他会不高兴的。

治疗师：他当然会不高兴。这就是父母，不是吗？他们会因为孩子说的一些话而感到不高兴。告诉我，你害怕他会疯了还是什么？

女儿：不，我……

治疗师：那是什么呢？不要让这种感觉阻止你。这样你不会快乐的。

女儿：我不害怕他会做什么，而是害怕他会体会到的感觉。

治疗师：嗯，你觉得他会生气吗？

女儿：我不知道……不……这会伤他很深，他会再次开始酗酒的。

家庭中某个不成文的规定可能决定了家庭成员的行为，治疗师通过加剧家庭成员情绪的紧张性，帮助他们表达出这个不恰当的规定。

在不平衡状态下，治疗师支持其中一个家庭成员，以刺激整个家庭发生变化。例如，在家庭中有个发脾气的孩子，治疗师可能会支持这个孩子。

治疗师：金尼，谁是你们家的一家之主？

金尼（6 岁）：我是。

治疗师：哦，我很高兴是这样。你知道吗，我发现我只有跟一家之主谈话，才可以帮助到他们。所以让我们现在忽略妈妈和爸爸吧，我们将决定他们必须做什么。

显然，治疗师不相信这是一个家庭应该有的样子！但是，不平衡干预的目的是刺激孩子的母亲和父亲改变自己对待他们 6 岁孩子的方式。

64

焦点解决家庭治疗技术

焦点解决疗法开始于家庭治疗，并整合了许多家庭治疗概念和技术（de Shazer，1982 & 1985 & 1988）。然而，目前与焦点解决相关的文献倾向于强调对个体而不是对夫妻或家庭团体进行治疗。虽然聚焦关系，但许多以焦点解决为重点的技术仍是家庭治疗实践的固定部分。

焦点解决疗法认为，治疗应关注个人和家庭，而不是聚焦于"问题"本身，因此相较于大多数家庭治疗，它更多地关注"当下"和"解决方案"。

因此，在第一次会谈时，焦点解决家庭治疗师会询问家庭已经做了哪些促进积极变化的工作："开始会谈时，我不会问你是因为什么问题来找我，而会问你注意到了什么使问题朝好的方向发展？"

随后，焦点解决家庭治疗师会让所有家庭成员发表意见。这种方法会立即鼓励家庭内部表达关于资源、解决方案和能力的观点，而不是与挫败、失败和困难相关的看法。当然，焦点解决疗法想要的解决方案必须是现实的、可描述的和可实现的。为帮助家庭找到解决方案，焦点解决治疗师会询问所谓的奇迹问句（miracle question）："假设一天晚上你们都睡着了，一个奇迹发生了，当你们都醒了的时候，问题解决了。你觉得你是怎么知道这个问题解决了？哪里会变得不一样？谁会首先注意到？他们会注意什么？下一个注意到这个变化的是谁？谁会最惊讶或高兴？"

然而，治疗师必须帮助家庭成员将变化具体化：治疗师假设，如果这些变化是可以设想的，那么它们就是可以实现的。有时家庭成员可能很难找到一个奇迹问题的答案。在这种情况下，治疗师需要帮助他们看到当问题不存在时发生了什么。

> 治疗师：你能举一个珍妮想要发脾气而后又不发脾气的例子吗？
>
> 母亲：可以，有一天，我拒绝了她想吃冰淇淋的请求，我以为她又会发脾气，但她没有。这很有趣，她似乎在想这个问题，但后来觉得"那就这样吧"。

这些就是"例外"，治疗师通过它们来探索家庭做了什么或当时发生了什么，以便这些情况可以展开。

治疗师会使用"量表"这种比喻性的等级语言描述所有的"问题"或"解决"情况："从 1 到 10 的水平上，如果 10 是珍妮曾经爆发过最糟糕的脾气，那么那次她发的脾气是在哪个水平上？"量表的目的不是定量描述，而是探索差异："所以结果是 5。那么，为什么它是 5 而不是 6 或 4 呢？"

焦点解决疗法的目的是让家庭理解是什么让事情变得更好，让家庭不再因问题而困扰。在一些家庭治疗会谈中，治疗师可以通过询问谁对解决问题最有信心来进行互动评定。这可以引导最希望解决问题的家庭成员和最不希望解决问题的成员之间进行谈话，目的是促进解决式谈话，在家庭系统内创造改变的动力。

65

叙事家庭治疗技术

迈克尔·怀特（White & Epston, 1990; White, 1995; White, 2007）是叙事疗法的创始人之一，他最初在米兰家庭治疗学派接受训练，但后来由于不太赞同系统性隐喻，于是采用了叙事作为他治疗的基石。即使大多数现代家庭治疗师不一定同意叙事技巧的基本原理，他们仍然会使用这种方法。

叙事治疗师主要的工作理念是隐喻叙事（the metaphor of narrative），而不是"系统"。治疗师通过这种方法探索家庭所展现的事情，以改变故事本身的相对性元素，而不是像传统家庭治疗师那样改变故事的关系。叙事治疗师认为，人类的问题是由于选择了一种导致困难的故事，实际上有多种故事可供选择，其中一些可能是积极的。因此，叙事练习就是为了寻找这些更积极的替代性故事。显然，这个过程并不简单，它需要注意语言表达和描述。叙事治疗师倾听家庭的故事，寻找被抑制的故事：家庭抵制的且是问题关键所在的故事。怀特发现主流叙事通常是建立在社会层面的环境之上的。举个例子，一些年轻女性受体重困扰，因此患上厌食症。叙事治疗师会与这样一个年轻女性谈论"女性为什么应该瘦"。然后她可能会判断来访者曾经是否拒绝过这个想法。这样，参与其中的家庭成员（通常，但不仅仅是家庭成员）就可以支持这个新的被抑制的故事。

在上文提到，一个家庭希望治疗师帮助他们爱发脾气的 6 岁女儿，在这个案例中我们可以使用类似的过程。这里的主流叙事可能是"父母双方中，母亲／女性是表现得更好的一方，特别是在养育女孩时"。这可能导致珍妮的父亲让妻子去照顾孩子，因为当他想要帮助时通常会觉得不能胜任，相较于母亲，珍妮拒绝父亲干涉的次数更多。另外，她的母亲觉得自己是一个失败者，因为珍妮似乎不喜欢她为她做的任何事，所以她觉得，主流叙事证明了她不是一个好母亲。在这种情况下，家庭成员抑制的故事是为了逃避主流叙事中"真理"的压力。在这里，珍妮母亲的愤怒可能是由于想要成为"完美的母亲"，但她的需求从来没有得到满足。因此，叙事治疗师希望帮助家庭成员摆脱"规范"观念的支配，找到他们所期望的生活故事。当治疗会谈中出现征服性话语，又或是治疗会谈将产生独特的结果时，怀特将其看作是"闪光的时刻"，他将在其疗法中作详细介绍。

这种叙事的理解也导致了"人不是问题，问题才是问题"的说法。在某种意义上，这是另一种更复杂的重构技术，旨在防止个体因为"事情变得糟糕"而感到自责。这已经成为叙事治疗中支持外化技术的公理。治疗师帮助家庭或个人理解问题如何影响他们的生活，并逐渐给这个问题一个身份，用言语描述它。这是一个细致的过程。

> 治疗师：珍妮，告诉我，我们应该把这些发脾气称为什么？你能不能准确地描述它们？我知道有些孩子会将它称之为"怪物时刻"。
>
> 珍妮：是的，当妈妈谈论它们时，她说我"无厘头"。
>
> 治疗师：嗯，"无厘头"，这是一个好名字……我们可以谈谈这些"无厘头"是如何影响你的生活的吗？

然后，双方将开始谈论"无厘头"的力量，它们是如何影响每个家庭成员，珍妮什么时候能够抵抗"无厘头"的力量，以及她希望从其他人那里得到什么样的帮助来抵抗。叙事治疗师将这个过程描述为外化的支架：逐步建立一个会话，所有家庭成员都团结在一起，以改变主导了他们很久的故事。在这个过程中，"行动的艺术"将帮助家庭映射问题如何阻止他们成为自己想要成为的人，并帮助他们找到独特的结果。意识问题的艺术将探讨问题是如何限制人们的思维的。

　　叙事疗法可能是过去 20 年家庭治疗中最具创造性的发展。尽管家庭治疗师仍然在使用它的许多技术，但叙事疗法作为治疗的一种形式，越来越独立于家庭治疗。事实上，最近它已经成为咨询行业中的"子群"（McLeod，1997；Payne，2006）。

66

基于依恋的治疗技术

基于依恋（attachment）的治疗技术在家庭治疗中一直占有一席之地（Byng-Hall, 1995）。早期的观点认为，治疗师的作用是在治疗中创造一个安全的空间，使家庭能够探索消极情绪。治疗师实际上成了家庭成员的依恋对象。然而，基于依恋的家庭治疗的发展讨论起来是很复杂的。例如，休斯（Hughes, 2007）已经公布了聚焦依恋的家庭治疗，其中治疗师必须设法通过模式化修复所有依恋"损伤"，建立安全的依恋。她还指导孩子和父母通过适当的依恋纽带学习基本的社会技能。这些技能包括同情心、反思、理解情绪和适应他人的能力。治疗师的目的是使这些能力具体化，促进家庭成员交谈，帮助家庭学习这些技能。治疗师通过匹配她与家庭的情感风格，进入家庭。借鉴孩子如何学会社会能力的思想，休斯（Hughes, 2007）将治疗师的作用描述为引导父母和孩子进行对话，促进对强烈情绪的调节，鼓励对经验的反思。

举个例子：一个年轻女生，在青少年时期，她的母亲没有足够的时间陪伴她，她很痛苦。

治疗师：莎拉，你说在你母亲无法照顾你的时候你觉得孤独，告诉我们那是什么感觉？

莎拉：我通常会去学校，我知道我回家的时候妈妈会喝醉或躺在床上，无法照顾我，我希望我能够与爸爸或是别的什么人一起生活，我只想要正常的生活。

治疗师：这一定是很难的。你有什么感觉……能告诉我们吗？

莎拉：我刚才说了，我很烦恼。

治疗师：我想，如果让我照顾妈妈，我会害怕。但是如果我不照顾她，也许她会死，会离开我。也许我也对她很生气，但又害怕说出来她会自杀，真的离开了我。如果这真的发生了，谁照顾我？

莎拉：我不生气，但我现在知道她对我做了些什么。

治疗师：（转向莎拉的母亲）听到这些应该会很难过吧。你觉得你可以听到你女儿说的话吗？或者你有没有发现自己经常用 "你不明白"来阻止她说话？

母亲：确实很难过，但是我想说，难道你不记得我们在一起的那些美好时光了吗？

治疗师：我知道你想这么说，但你认为你的女儿需要从你那里听到什么，才能减轻这种伤害和愤怒的感觉？

这段摘录展示了聚焦依恋如何帮助治疗师构建他们的干预，以促进家庭模式的调节和反思。

家庭治疗有许多其他聚焦依恋的观点，其中许多建立了关于依恋理论的重要的家庭干预方式（Kozlowska & Hanney，2001；Dallos，2004 & 2006 & 2005年5月；Vetere & Dallos，2008）。达洛斯（Dallos，2006）、维特里和达洛斯（Vetere & Dallos，2008）结合叙事疗法理念与依恋理论提出了家庭治疗的模型。这些英国学者们强调"安慰"互动在家庭生活中的作用，它通过建立个人的能力，帮助家庭应付不良的生活事件和情绪。因此，他们创建了依恋叙事治疗（attachment narrative therapy），以引起这种安慰感。对依恋治疗而言，这种叙事系统方法的优点是，可以避免依恋理论解释得过于确定，就像它所假设的，即便是对依恋的叙述也可以发生变化。它也开辟了依恋理论用于整个家庭的观点，而不是传统的母子二人。

67

心理教育治疗技术

在当代家庭治疗实践中，不同治疗方式的"交叉结合"愈发重要，多职业交叉融合越来越普遍，而且循证实践的影响力也越来越大。（Rivett, 2008）。在这种情况下，家庭治疗师对于医生执业问题的理解，发生了相当惊人的变化。这种变化在成人心理健康领域，特别是精神病领域非常明显。早期家庭治疗师，如海利和贝特森将精神病归因于家庭环境，但也有家庭动力学和精神疾病方面的原因。这些观念遭到一些精神病学研究者的痛批，大量研究证明人们对精神疾病的归因过于简单。此外，研究者们认为他们将年轻人的疾病归咎于家庭是不正确的。针对这一点，研究表明，有一种培训，是与患有精神分裂症的年轻人的家庭进行"交流"（Kuipers et al., 1999），这种培训可以降低精神分裂症的复发率。这项研究聚焦家庭成员之间情感的互动。研究结果表明，家庭成员之间"情感表达"的水平与精神疾病的复发水平相关（Leff et al., 1982）。具体来说，表达敌意和批评的程度似乎与精神疾病的复发显著相关。因此，这些"家庭管理"干预着重指导家庭成员理解精神疾病，并帮助他们彼此沟通，减少敌意和批评。家庭治疗师与其他专长的家庭治疗师接受了这一研究成果，并将其纳入他们的实践当中（Burbach & Stanbridge, 1998 & 2006; Fadden, 1998）。

"家庭管理"干预措施的一个重要组成部分是，治疗师向家庭讲解精神疾病产生的原因，什么可以触发它，以及他们需要采取什么应对策略防止其复发。显然，这一工作存在一定的挑战，包括挑战一些家庭治疗的基本公理。家庭治疗试图将这些"稳固"的标签置于环境中，从而减少其影响。传统的家庭治疗通常会避免"总体性"

的描述，但家庭管理技术几乎总是引导人们认为精神病是一种身体疾病。

然而，在医学方法占主导地位的情境下，除了使用预防复发策略，家庭管理方法也可以促进家庭发生改变。它允许家庭中存在 "病"人，就像家庭治疗一样利用家庭资源，从而改变家庭生活。因此，现在许多专业的家庭治疗师将一些家庭管理或"心理教育方法"纳入其实践中也就不足为奇了。大多数成人心理健康领域的家庭治疗师，会探索什么样的"疾病故事"适合家庭，介绍"情感表达"的研究，以帮助家庭适应和挑战精神病的一些负面影响："告诉我，你能够接受哪种理解约翰的疾病的方式？你有时会觉得'那就是约翰本身'而不是'约翰的疾病'导致的行为吗？"

心理教育治疗假定治疗师通过研究和临床实践"了解"一些"事实"。有些家庭治疗师宁愿将这样的讨论留给跨学科团队的专业人士，但还是会有一些人乐意探索这些思想，利用他们与家庭的关系来形成对疾病的共同理解，并学会如何管理它。心理教育治疗也影响家庭治疗实践的各种设置，如家长培训、与饮食障碍患者合作等。

1OO KEY POINTS

家庭治疗：100 个关键点与技巧

Family Therapy:
100 Key Points & Techniques

Part 7

第七部分

治疗的结束

68

过程回顾

　　家庭治疗主要是帮助家庭成员进行反思，这意味着治疗师在治疗过程中要不断核查家庭与其问题和治疗经验之间的关系。治疗师会与家庭探讨多方面的问题，以促进家庭系统发生改变，但是只有家庭自身反应的问题才属于治疗师需要回顾的内容。正如 Pinsof 所指出的（Pinsof, 1983），问题 / 干预环节并不总是直接且明显的，但是促进改变的过程必须始终与问题和解决方案有概念上的联系。治疗师在引导家庭审查和反思这些问题的同时，也需要进行自我监督，这在某一时刻，会导致治疗过程终止。因此，治疗师不仅需要鼓励家庭监控自身的行为表现，还需要采用一些方法和技术审查自己的行为，这样才能坚持治疗方向。

　　在会谈开始时，治疗师会询问家庭"事情发展如何？"以监测问题进展情况，然后根据家庭的回应，继续澄清问题"发生了什么让你觉得事情更好或更糟了？""上周有没有发生什么好事或坏事？"治疗师应当避免直接呈现问题本身，而是要询问已经建立的与家庭问题有关的互动。治疗师需要基于家庭对这些问题的反应，完成会谈过程中的家庭互动报告，帮助家庭成员了解治疗进程。

　　在戴维斯家庭的案例中（见第 56 个关键点），治疗师给该家庭布置的任务是让戴维斯先生看望儿子，并向妻子报告他的感受，同时让他们的女儿观察父母的行为和反应。因此治疗师会询问戴维斯先生看望儿子的情况，然后询问戴维斯夫人其丈夫是如何报告的，并请戴维斯先生对妻子的描述发表看法。治疗师也会询问女儿是如何看待这一特定的互动的，并询问父母其女儿是否坚持了观察员的角色。与其他互动报告一样，治疗师倾向于关注问题发生前和发生后家庭成员间的互动："你的丈夫是如何告诉你发生了什么事的？""当你谈论完对这件事后,你们都做了什么？"。这意味着每个家庭成员都可以在他们日常互动的情境下，讨论各自对事情的看法。治疗师以这样的方式跟踪互动，帮助家庭觉察到有益的行为元素以及有助于获得积极成果的元素。这就是治疗师首先需要审查的内容，即家庭冲突是否缓解。因此，治疗师可能会在此阶段提出这样的问题："这个任务是否帮助他们缓解了家庭冲突？值得再试一次吗？"

69

治疗的结束

　　家庭治疗在结束时需要格外注意维持家庭的互动性，这一点十分重要。结束意味着从此以后之前发生的一些事情将不再发生。从系统的变化性角度来看，治疗结束并不意味着互动变化过程也将结束。换句话说：家庭治疗的结束点是难以界定的，因为家庭生命是一个周期，因此家庭不会一直处于某种"正确"的状态，而是持续变化的，那些问题的解决方法也不会一直适用。引导家庭监控自身的心理健康以及内在的需求，有助于家庭与治疗师之间形成一种"开始－结束－开始－结束"的模式。如果这种模式出现了，只要家庭不是重复同样的过程，那么将"结束"称为"结束系列"更为恰当。由于治疗会谈的核心就是"监控"，因此治疗师从监控的立场出发，不断向家庭提出一些问题，就是在慢慢地结束治疗。事实上，结束治疗的责任在于家庭，家庭可以与治疗师探讨何时结束治疗，在此过程中，治疗师需要注意以下问题：

　　"这一问题导致了什么？"

　　"家人怎么解释发生的事情？"

　　"每个人在这个变化中的角色是什么？"

　　"如果再次出现类似的问题，家庭会如何应对？"

　　"最初是什么导致家庭认为出现了问题？"

　　"家庭成员确定要结束会谈吗？"

　　"家庭需要重回治疗的迹象是什么？"

治疗师可以利用这些问题帮助家庭决定是否要结束治疗，并强化他们对此的看法。治疗师与家庭深入探讨结束治疗是很有必要的，这有助于家庭成员意识到要如何处理家庭问题。无论问题如何变化，治疗师都需要强化家庭已经做出的改变、巩固解决问题的方法。在整个过程中，治疗师不断朝着未来的方向展开治疗，这样当家庭在未来出现问题时，这颗种子就会发芽——家庭可以毫无惧色地面对问题，也不会害怕失败。治疗师在强化家庭成员彼此间以及家庭与治疗师之间关系变化的过程中，将自己的"灵魂"植入家庭中，这不是一个人的形象，而是一种用来面对和克服困难的虚像。治疗师已经存在于家庭的集体记忆中，她已经成为他们故事的一部分，当然，在努力成为一名优秀的治疗师的过程中，他们也已经成为了她的一部分。

在治疗结束阶段，治疗师需要教给家庭一些"预防复发"的策略，也可（以策略的方式）建议家庭制造一个小的"问题"并解决它，以证明他们能够应对一些问题。

70

提前结束治疗

家庭没有任何解释或预兆地停止参加家庭治疗，是不正常的。这可能有很多原因，其中一些原因是不明显的。例如，家庭治疗师可能认为家庭已经"复发"，并认定治疗不起作用。事实上，研究表明，治疗的成功与失败都可以导致家庭结束治疗：家庭只是没有看到继续治疗的必要性（Hubble et al., 2000）。从某个角度来说，提前结束治疗是很好的：比起继续治疗，家庭能够不受到"问题"的影响而继续生活是更好的。但这对于治疗师来说是非常令人沮丧的。因此，首次与家庭会谈时，将"我们如何结束治疗"作为会谈主题是很有必要的，这样家庭会与治疗师之间达成合作约定，通常情况下，如果家庭想结束治疗会联系治疗师。

如果家庭没有征兆地停止治疗，那么治疗师就应当反思发生了什么，并与家庭联系，而不是假设家庭已经"复发"或已经回归"正常生活"。这其中会涉及治疗师的自我问题，有些治疗师想要"被需要"，而有些想要治疗"成功"。这些渴望可能源于童年和他们的家庭剧本。某个家庭终止治疗可以帮助治疗师自我反省。但令人哭笑不得的是，有的家庭是因为搬家终止治疗的，突然间所有的疑惑都消失了。持怀疑态度的治疗师可能会怀疑这一点，但系统理论指出，任何情境的变化都可能导致改变，这可能会促进家庭问题的改善。

许多机构会就提前结束治疗设定专门的程序。比如通过信件联系家庭。在私人治疗机构中，大多数治疗师会打电话给家庭，特别是没有原因地结束治疗导致财务问题的时候。但有些业务繁忙的治疗师不会直接联系家庭，他们就无法从这样的经验中学习，不利于自身发展，也不利于家庭的治疗。

71

随访

如果家庭正在考虑结束治疗，治疗师应当建议预约下一次的治疗，这里的"下一次"也可能是指"最后一次"。对于一些家庭来说，随访是维持治疗过程的一种方式，但对于其他家庭来说，一次随访只是预约治疗的最后一次会谈。一些治疗师在治疗开始阶段与家庭建立协议，治疗会谈将要结束时，治疗师需要在几个月后进行随访。治疗师应当针对不同的家庭和不同背景采用不同的治疗方法，与家庭协商如何安排随访。研究表明，三个月以后的有计划的随访可以产生有效的治疗效果（Street & Downey，1996），特别是在初次会谈期间治疗师就将此作为整个治疗过程的一个组成部分。因此，治疗师有必要强调这种随访的必要性。

特雷彻（Treacher，1989）提出了几种不同类别的随访：

● 安全网。这是家庭对其改变过程不确定的地方，并希望进行随访才会放心。

● 常规检查。这是一种更实际的跟进治疗方式，"我们需要在三个月内再次见面"，治疗师通过常规检查可以了解家庭发生了什么。

● 电话随访。治疗师可以与某些家庭进行简短的电话谈话，而非面谈。当治疗进展顺利，可能没有必要进行后续的家庭治疗时，可以采用电话跟进的方式。治疗师也可告知家庭如果他们认为没有必要，可以电话取消会谈。这会让家庭意识到治疗师仍然可以帮助他们。

● 随访失败。治疗师采用各种方法，包括询问函、电话、转介代理人等，但家庭坚持不再参加后续治疗。此时，治疗师应当反思自己对于随访必要性的强调是否充分。

● 研究随访。由正式和非正式的工作人员评估治疗师和治疗机构的有效性，这种性质的联系需要在治疗结束之前安排好，以使其有利于家庭发展。家庭治疗中一般是由治疗师或其同事进行这种访谈，以积累实践经验。

72

评估结果

如上所述，治疗师和治疗机构可以通过正式的过程监测治疗的有效性，有时这也属于实证研究的一部分。在治疗实践中总是存在这样一个问题：如何评估结果，是依赖临床判断、家庭观察，还是依赖经验。要解决这个问题，首先需要区分研究活动和临床实践。虽然临床实践也需要重视结果，因为它是实践的核心，但研究人员和治疗师的目标是不一样的，尽管两者的兴趣点类似，但他们采取的方法都是经过专门的构建，最能解决各自领域特定的问题。（Rivett & Street, 2003）：一个在其临床背景下进行心理治疗，另一个则通过研究计划和方法获取数据、检验假设。应当注意的是，在治疗实践的评估过程中，治疗师的判断应该占主导地位。

研究人员应当在临床实验之前说明干预与问题改善之间潜在的因果关系，并严格控制治疗的结构程序和管理方式，以及选择样本和评估结果的方式。相比之下，治疗师要关注的事情更加实际，他们不关心治疗的具体组成部分和价值论证，而是对朝向最终结果的治疗过程更感兴趣（Sexton et al., 2008）。

尽管研究取向存在差异，仍有研究人员提出了评估家庭治疗的背景，近年来也涌现了很多高质量的文献综述（Gurman et al., 1986；Friedlander et al., 1994；Pinsof & Wynne, 1995；Friedlander, 1998；Carr, 2009a & 2009b）。品索夫和温（Pinsof & Wynne, 1995）提出了一些关于家庭治疗作用的实质性结论。

① 家庭治疗是有效的。

② 家庭治疗是无害的。

③ 家庭治疗在特定条件下比标准／个体治疗更有效（包括成人精神分裂症、处于婚姻困境中的抑郁症门诊女患者、婚姻困境、成人酒精成瘾和药物滥用、青少年药物滥用、青少年行为障碍、年轻女性厌食症，以及成人和儿童的各种慢性身体疾病）。

④ 目前还没有实证数据支持某种流派的家庭治疗优于其他流派。

⑤ 家庭治疗本身不足以有效治疗各种严重的疾病和问题。

无论如何，定位好治疗师的角色是很重要的。一个"好"的治疗师，应当能够发现阻碍治疗实施的障碍并帮助来访者适应治疗。换句话说，在整个治疗过程中，治疗师应当具备监测和维持治疗联盟的能力。这些都是研究者试图消除的障碍。研究实验如果程序复杂，要求明确的因果影响可能会存在一定的风险，如过度调控治疗的内容而忽视了治疗师个体的自主性（Roth & Fonagy, 1996）。治疗师需要针对不同的个体，选择性地将研究结果应用于治疗过程，这个过程需要经验丰富的治疗师完成。

100 KEY POINTS

家庭治疗：100 个关键点与技巧

**Family Therapy:
100 Key Points & Techniques**

Part 8

第八部分

治疗师的自我

73

一致性——自我应用

治疗师呈现真实的"自我"（self），即保持一致，以及在治疗过程中应用自我是非常重要的，这可以帮助治疗师以积极中立（不偏袒任何一方）的立场保持对家庭的好奇。作为真实的"自我"，治疗师首先需要意识到自己只是个普通人，除了提供专业技术外还需要展示一些个人情况。这并不是在否认专业伦理和能力的重要性，而是在此基础上添加了另一个维度，即个人关怀，这本身就包含在职业行为的范畴内。对治疗师而言，与每一个家庭的每一次会谈都很重要，每一次会谈都是一次个人承诺，所有的治疗师都需要以这种真诚的方式去完成每一次治疗。

"自我应用"也包括对自我的觉察和接纳，我们每个人，包括治疗师都有各自脆弱和坚强的一面，治疗师在治疗中可能会表现出自己的脆弱或坚强，但需要注意，不可以影响治疗的进程。对自我的觉察和接纳可以帮助个体更加清晰地了解自己，提示治疗师自我的哪些部分可以分享，哪些部分应该保留，从而在面对来访者时保持自己的完整性。觉察到自己正在经历的痛苦和困难是很重要的，但能够觉察到什么样的事情需要有所保留也是很重要的。

简单来说，"自我应用"指的是治疗师识别自己当下的反应，反省并分享自己对于治疗室内正在发生的一切的看法。这个过程需要以一种有效的方式进行，而不是用自己的想法和感觉来控制治疗进程。

"自我应用"暗含着对"你是谁"的觉察，这会帮助治疗师为家庭制订最恰当的治疗方案，以及如何针对特定的治疗背景选择合适有效的治疗策略。自我应用没有对错之分，除了时刻保持自我一致以外，治疗师的角色都是不断变化的。因为不同的情景、不同的家庭和不同的治疗技术会召唤出治疗师不同的"自我"部分，这个"自我"才是最契合当下治疗的。这种自我的观点将家庭治疗和系统实践与个体治疗区分开来：治疗系统中的自我是动态的，而不是一个静态的"真"我。

在家庭治疗中，治疗师的一致性意味着在治疗关系中，治疗师是自由而深刻的自己，这是一种意识层面的真切体验，它意味着治疗师会有意识地选择自己与家庭的互动方式，而不是跟随这个家庭的互动偏好，除非是治疗师特意为之。治疗师需要监控自己的行为和感受，以便及时觉察到自己在不恰当的时候以不恰当的方式表达出个人感受、想法与行为。因此，一致性关系到治疗师知晓哪些是个人需要，而哪些不是个人需要。治疗师在保持一致性时应当体验到这种感受："我可以自由地选择和使用治疗方法与家庭互动，从而帮助家庭。"

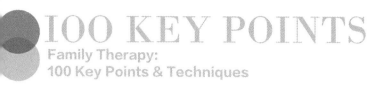
74

治疗师自己的家庭剧本

　　了解自己的家庭剧本是家庭治疗师自我的一个重要部分(Lieberman，1987；Simon，1989；Lerner，1999；Haber & Hawley，2004)。如果治疗师不了解自己的家庭剧本，难免会陷入家庭的无益剧本中。例如，那些还没成为父母的治疗师会自然而然地站在孩子的阵营中，尤其是当治疗师将"孩子抗拒父母的规则"视为家庭动力时，这种情况并不少见。因此，家庭治疗师要学会分析他们在自己原生家庭中的角色，并了解自己是如何以这个角色诠释家庭生活的（一种自传式解释，参见Street，1989）。一些理论家将这些假设称为"偏见"(Cecchin & Lane，1991)，并建议家庭治疗师对这些"偏见"保持一种戏谑和好奇的态度，以便控制其对治疗的影响。当然，这些影响也可能不是来自于过去的家庭，而是来自于当下的家庭（创建的家庭）。例如，当一个治疗师遭受丧亲之痛时，她可能会发现自己在家庭治疗过程中避免提到死亡，然而这一点可能恰恰是对家庭有帮助的。当家庭治疗陷入困境，治疗师寻求督导时，这种动力就会暴露出来。这种治疗困境往往反映了治疗师自己的家庭生活。

　　那些天生就对家庭治疗感兴趣的人，他们童年时期通常在各自的家庭中扮演着观察者的角色。因此，他们可能对自己的家庭具有与生俱来的好奇心，通过他们的反映，我们发现其在青春期时就几乎在扮演着"家庭治疗师"的角色。在某些情况下，"未来的治疗师"将会成为父母其中一方的知己。另外一种常见的现象是"治疗师"是家庭中最年幼的孩子。这种出生的序位(Sulloway，1997)往往会让其感觉自己疏离于其他的兄弟姐妹，而且年幼的孩子对父母来说是"特别的"。治疗"系统"必须重视这些剧本引发的问题，避免其影响治疗过程。

　　家庭治疗中已经有许多方法可以处理这些问题。治疗师在他们的训练和职业生涯中，需要通过自我反思和督导来理解自己的家庭剧本，除此之外，团体治疗（team therapy）也是可选方法之一。团体治疗是一种常见的家庭治疗方法，在第一次的团体治疗中，治疗师需要同时考虑每位团体成员的家谱树，帮助彼此理解这些家庭因素对团体动力的影响。例如，团体中两个最年幼的孩子（Rivett et al., 1997），其中一个强加"责任"在自己身上，另一个在家庭中则"不负责任"。可想而知，这两个人容易陷入到竞争的互动关系中，一个（"承担责任者"）想控制团体进程，另一个（"不负责任者"）则想要更多的创造空间和自由。这个团队的另一个动力是，其他团队成员都是女性，她们都是家庭中年长的女儿。因此团体内部可能还存在着一种性别动力：这些女性"观察"年轻的男性彼此之间相互竞争，因为治疗需要涉及家庭，这种动力对于团队来说将是一个持续的问题。这种情境下，家庭剧本、团体行为以及治疗过程之间的相似之处可以带来差异，从而促进形成不同的家庭剧本。

　　作为家庭治疗师，他们需要了解性别的维度并意识到性别对家庭生活的广泛影响，这是很重要的。家庭治疗师需要改变并摒弃自己在童年时期习得的对于性别以及性别刻板印象的知识。对于一些男性和女性来说，这些知识可能铸就了他们的"家庭剧本"，他们在成年时想得到纠正，抑或是已经内化为男人和女人在亲密关系中如何表现的观念，这些观念会影响他们的家庭生活。因此，治疗师必须让个体定义自己的性别和性取向。此外，治疗师会受到父亲、母亲以及儿女之间动力的影响（Silverstein & Rashbaum, 1994）。例如，治疗师可能与某一性别的父母关系亲密，这种"直接"的关系可能会导致治疗师优先倾听男人或女人的声音。如果治疗师和自己的父亲或母亲关系紧张，就可能会影响治疗师与家庭中"代表"那位家长的父亲或母亲之间的互动。家庭治疗的相关研究特别指出，一方面男性有更多的机会在治疗中发声（Dienhart, 2001），另一方面男性通常不能充分地参与治疗（Featherstone et al., 2007）。这与治疗师的性别剧本和社会刻板印象（social stereotypes）有关。

这种对性别的聚焦也会影响实践的多样性。对性别或性取向持有僵化观点的治疗师可能无法在多样化的层面为家庭提供恰当的治疗。因此，坚信"女性应该工作"的女性治疗师可能无法接纳那些因为孩子年幼而选择照顾家庭的女性的观点。同样，一个对同性恋关系持有僵化信念的治疗师可能无法帮助到那些因此而正在寻求治疗的家庭。所以，那些值得反思和挑战的观念与态度也是治疗师"自我"的一部分。

75

发展治疗存在

　　家庭治疗是一种满足个体需求的治疗方式。治疗师要对治疗室里的言语和非言语互动保持警惕，并且能够处理复杂的多方会谈。要做到这一点，治疗师就需要发展出一种存在形式，这样治疗师既能保证自己存在于对话中，又能避免自己主导对话。虽然很难描述治疗存在（therapeutic presence）是什么，但我们认为，治疗存在可能有三个很重要的方面，第一是要在必要的时候有信心进行有力的干预。家庭治疗的进展速度可以非常快，并且涉及多个主题，因此家庭成员会互相说服，扰乱其他人的表达，甚至是忽略某个成员的表达。在这种情况下，家庭治疗师需要引导会话，帮助家庭成员彼此倾听。

　　母亲：她总是早出晚归。

　　女儿：我忍受不了待在家里。

　　母亲：我左等右等，然后就开始担心她会出什么事情。

　　治疗师：我想知道您是否听到您女儿刚才说，"她忍受不了待在家里"。

　　母亲：那都是废话。她喜欢喝得烂醉如泥。

　　治疗师：好的，但如果她真是那个意思的话，是什么原因让她感觉待在家里会那么难受呢？

　　在这个例子中，治疗师需要留意每位家庭成员的言语表达，也要能够"中断"谈话。

这些技能通常是在个体治疗中训练的，比他们平时的训练更加积极有力。在家庭治疗中，治疗师应当积极参与整个治疗过程，同时监控和引导治疗对话，促进治疗进程和家庭发展。其次，对"什么类型的谈话将有助于治疗"的理解构建了家庭治疗师的风格或存在。舍恩（Schon，1983）指出，专业人士运用于实践中的知识大都基于经验或者是对经验的反思，当然也会基于相关的理论。但对于家庭治疗，治疗存在显然不单是理论到实践的简单转换，更多的是治疗师多年来对类似家庭话题的积累与理解，例如，在上面的对话中，如果治疗师不能够帮助母亲反省她对女儿的态度，女儿的行为就不会发生改变。

再次，治疗师"当下存在"的状态是很重要的(Rivett & Street，2001)。启发于认知行为治疗领域引入"正念"的概念，近年来家庭治疗也开始关注治疗存在(Germer et al.，2005；Siegal，2007)。许多早期的治疗师提出，治疗师应当同时觉察自己的内在经验和外在经验，并且在治疗的任何时刻都能够选出适用当下的经验(Kopp，1977)。专注于自身的心理变化是正念的技术之一，意识到自己的心理变化是帮助治疗师在家庭治疗中发展出治疗存在的强大工具。家庭治疗环节过于复杂，因此治疗师在治疗过程中要尽可能多地觉察他们自己的意识与无意识过程，这是非常重要的。这种正念训练的目的是帮助治疗师及时觉察那些稍纵即逝的"直觉"。

教导治疗师"觉察"自己内在变化的方法有很多，这些方法的本质都是冥想（meditation）。科普（Kopp，1977）、威尔伍德（Welwood，2000)和爱泼斯坦（Epstein，1996)向治疗师推荐了这种正念（mindfulness）训练。

76

建立治疗风格

　　治疗师可通过许多维度描述治疗风格的相关因素。这里我们讨论其中两种："干预风格"和"关系风格"。相较其他类型的治疗师，家庭治疗师或许有着更为多变的风格。这是因为家庭治疗模型多样化，从主动型到被动反应型。一般来说，不同类型之间的差别，主要体现在米兰风格的被动反应，与结构化或策略化风格的主动性干预之间。家庭治疗师在实践过程中需采取恰当的治疗方式，但也应在治疗过程中体现自己的治疗风格。很重要的一点是，治疗风格和治疗存在一般不会发生冲突，因此治疗师可采用我们接下来要讨论的任何一种风格。

　　以活动为特征的干预方式，其特点在于如下的活动。

● 治疗过程中，治疗师会起身走动；

● 她可能会移动座椅，坐到家庭成员中间；

● 她可能坐到甚至蹲在沉默不语的家庭成员身边，鼓励他们开口。

　　干预式风格的治疗师可以采取多种主动性的技巧，比如家庭塑像——请家庭成员站起来，让他们将自己对某一问题的感受用肢体语言表达出来。此类技巧有时可能涉及野外活动（Plotkin，2003），或者是马术治疗（equine therapy）。换句话说，此种活动已将家庭治疗的场所移到治疗室之外。较为被动的治疗风格是，治疗师向家庭提问，通过对话来促进家庭问题的改善。此时治疗师似乎将改变的责任，更多地交给家庭系统本身。

"关系风格"（Morgan & Sprenkle, 2007）这一概念包含两个极端：合作和命令。在家庭治疗史上，很多治疗流派都表现出关系风格。包括早期首屈一指的结构式家庭治疗、策略派家庭治疗甚至是米兰学派，这些治疗流派都倾向于以发出指令的形式干预家庭的发展。在这类风格中，治疗师需要以一种指示性的方法提出建议，并且更乐意掌握引导会谈方向。而合作性治疗风格主要体现在第三大主流的后现代治疗方法中（Anderson & Gehart, 2007）。合作性关系风格的治疗师主要在一旁观察家庭，不提出任何指令或目的，允许家庭成员引导治疗过程。

家庭治疗始终坚持自我的"无状态"理论（Rivett & Street, 2003），因此家庭治疗师在不同情况下会采取多种风格。比如，治疗的初始阶段，更为适宜的做法是干预和合作并用；治疗联盟一旦建立后，治疗师可调整风格，加大干预，采取指令式治疗方法。有些类型的家庭也许喜欢更权威的治疗师，而有些家庭可能喜欢合作性关系风格的治疗师。家庭中的一些问题可能最适宜采取合作式治疗方法解决而不是指令式解决方法。每一次的家庭治疗中，治疗师都可以灵活调整治疗风格。举例来说，面对强烈的情绪化问题时，治疗师调整为反应型风格，减少对家庭的指令，给家庭成员表达想法而不受指责的安全感，这样可能更有助于解决家庭问题。

第八部分　治疗师的自我

77

治疗中自我表露的使用

研究者讨论治疗师在治疗过程中的自我风格时，也会涉及治疗师的自我揭露或表露。我们发现，自我表露的使用与治疗师的合作性或主动性风格有关。例如，沙德利（Shadley，2000）的研究发现，有些治疗师将治疗过程视为"自己与家庭的亲密互动"。他们认为，自我表露对于与家庭成员建立真诚和开放的关系有着至关重要的作用。而另一些治疗师则认为自我表露是不恰当的行为，应该尽力避免，但某些特定的治疗情境需要治疗师自我表露时，他们也会有选择地表露某些方面。这意味着，治疗情境会在很大程度上影响治疗师的自我表露。例如，勒纳（Lerner，1999）提到他的某次家庭治疗，该家庭的父亲是癌症患者。勒纳在治疗中提及自己处在癌症缓和期，他的自我表露是为了帮助这个家庭面对疾病。文中提到，勒纳的自我表露在患者过世后仍然有效。罗伯茨（Roberts，2005）也生动地描述过作为治疗师的她同患者讨论自身家庭的问题。上述两位治疗师都是在美国的小城镇上开展治疗的，与英国的家庭治疗有着很大区别：在英国，NHS（英国国家医疗服务体系）更看重专业性，而受治家庭一般也不认识所谓的本地"治疗师"。

但是，在当今提倡反思的团体治疗中，自我表露似乎更为普遍（Andersen，1991）。部分原因是治疗师们意识到见证家庭成员的痛苦是治疗的一个关键方面。怀特（White，1995）与霍夫曼（Hoffman，2002）提到，他们怎样将自我表露融入治疗，鼓励团体成员分享反思过程中的个人挣扎。如此一来，受治家庭会感到其他人也有同样的问题，自己并不孤独。这也引起一些争论，一些治疗师只在既不会增加受治家庭的挫败感又不会偏离治疗主题的情况下，才进行自我表露。毕竟，治疗的目的在于帮助问题家庭（而非治疗师本人）。需要注意的是，治疗师很难控制自我表露的程度，如何确定怎样是表露得"太多""太尖锐"或"过于自我中心"仍然是一个难题。因此，谨慎对待自我表露应为上策。

78

受创治疗者和人类的苦难

　　事实上，心理治疗表现了心理治疗师这个职业的某些不寻常之处，聆听他人的痛苦是一种不太寻常甚至变态的谋生方式。曾经有人研究过治疗师的压力等级，并特别研究了治疗受虐待、侵犯和折磨的人群所需的高成本，结果显示治疗师职业的确需要人力成本（Street& Rivett, 1996; Varma, 1997）。在之前的关键点中，我们已经指出，许多家庭治疗师倾向于根据自己的家庭经历，对来访者的家庭治疗产生先入为主的看法，这似乎得到了证实，因为有人已经针对家庭治疗提出了"受创治疗者"（wounded healer）的概念（Miller & Baldwin, 2000）。

　　荣格学说（Jungian）首先提出这一概念，它认为家庭治疗师曾在童年期或成年早期遭受过一些心理或精神创伤，这也是他们选择成为家庭治疗师的原因。该概念假设，治疗师的过往经验会驱使他们做两件事情：首先，他们会在治愈别人的同时治愈自己。其次，也是矛盾的一点，治疗师会继续体验而不是远离痛苦，这会影响来访者家庭体验治疗关系中的共情或联结。"受创治疗者"理论提出，一个称职的家庭治疗师必须体验过相关的心理问题。多数家庭可能难以接受是自己在间接地疗愈治疗师，而不是治疗师在治疗他们。换句话说，让家庭承认治疗师的治疗实际是治疗师的自我疗愈，简直是天方夜谭。但是，这恰恰体现了"受创治疗者"理论中极其重要的一点——治疗师必须要与苦难具有一定的联结，然后才能真正帮助到来访者。

　　但这并不是说治疗师必须要体验每一种痛苦，虽然在长达40年的执业生涯中，这种情况其实并不罕见。但治疗师仍然需要深刻理解各种心理郁闷、疾病和痛苦，从而真正共情或见证治疗室中家庭成员的痛苦。

所以,治疗师需要意识到自己同样是受难的人,也同样在生活中不断地面临挑战、承受关系压力和痛苦。共情(Gilbert, 2005)可以让治疗师感受到这份痛苦,并且不受制于治疗。这种描述与循证实践和临床心理学的"科学执业者"理论有着天壤之别,但这保证了家庭治疗的人道主义特点。

许多治疗师会从宗教和精神的角度来看待自己的职业(Rivett& Street, 2001),这点非常奇怪。家庭治疗的相关研究和精神资源的使用也是非常多的,其中包括基督教、佛教、伊斯兰教和印度教(Bateson& Bateson, 1988; Walsh, 1999; Carlson& Erickson, 2002; Kweeet al., 2006)。但是,家庭治疗师不是一定要具备这些特质。对于一些家庭治疗师来说,"受创治疗者"概念的本质是:创伤以精神环境为中心,就像在心理上一样。(Rivett & Street, 2001)。

79

文化能力与家庭治疗师

　　系统理论提出，不同文化系统影响着家庭治疗中哪些治疗内容有效、哪些具备相关性或可被接受。然而，直到 1980 年家庭治疗师才开始讨论这些问题（McGoldrick et al., 1982）。最初，讨论聚焦在"治疗师在与不同群体接触时需要'知道'什么"。这一点也说明治疗师应当要了解来访者所处环境的文化背景（McGoldrick et al., 1996）。后来，家庭治疗师通过对种族歧视（性别歧视、异性恋主义）的了解，逐渐意识到，尽管社会提倡平等，但权力的社会建构意味着对少数民族家庭的治疗与其他家庭的治疗不同。20 世纪 90 年代，人们进行了越来越多的分析研究，旨在向治疗师提供治疗多种类型家庭的理论和实践知识，其中包括少数民族家庭、男同性恋或女同性恋家庭、其他文化团体等。这一现象催生了"文化能力"这一概念，"文化能力"已成为家庭治疗实践的必要成分。奥黑根（O'Hagan，2001）对此作出如下定义：

> ……文化能力是指提高对多样文化群体的敏感性的能力。这需要知识、价值观和技术……治疗师并不需要非常了解治疗对象的文化背景，但他们必须以开放和尊重的心态，有意识地去接近来自不同文化的人群，以了解各类文化的特性。治疗师的自我意识是文化能力实践知识储备中最重要的部分。

（*O'Hagan,2001: 235*）

文化能力体现在许多方面。第一，治疗师要有意愿了解家庭文化中看重的东西。这需要治疗师持有谦逊而开放的态度，充满自信地提及此类内容。举例来说，一个为躲避暴力而逃离家乡的非洲家庭也许会告诉家庭治疗师，他们家乡的土著医生能够治愈他们的孩子，而不是治疗。这种情况下，治疗师需要尊重对方，并对他们的描述表现出兴趣，而不是将西方"白人"的思维强加给他们。另一种"技术"是收集关于不同文化实践的有用信息，但治疗师需要辨别其中涉及种族和文化刻板印象的信息。一个有关刻板印象的例子是，"黑人家庭比白人家庭享有更多的社区支持"。如果治疗师无法改变这些（通常表现为）内在的"迷思"（myth），她可能就无法理解受治家庭所处的现实状况，因而摧毁已建立的良好关系（Burnham & Harris，2002）。因此，治疗师利用自身的知识（例如，"事实"）获得对家庭背景的一般性印象，但绝不能获得具体的信息（Rivett & Street，2003）。

文化能力最后一个重要的方面是，家庭治疗师需要了解他们自身的文化、种族和性别偏见。如果一个治疗师没有探究过这些内容，他们就有可能在治疗多样化家庭时有意或无意地表现出这些偏见。显然，此类偏见会影响治疗师的好奇心，限制其对家庭提供的帮助。治疗师可通过和同事交流或探究自身家庭的文化传统来揭露内在的偏见。家庭治疗中有一种技术是，治疗师画出自己的家谱树，研究自身家庭的文化多样性。哈迪和（Hardy & Laszloffy，1995）提出，可使用不同符号指代来自不同文化群体的家庭成员。这一方法也可用于种族、文化、阶级、语言和性取向等方面。文化能力不仅同种族和文化有关，还需要通过训练和督导指导加以培养，目的在于帮助治疗师认识到，他们在无意中对多样化家庭产生的看法可能会对治疗过程产生负面影响。家庭治疗将社会权力纳入分析范围，因此家庭治疗师可以研究不同家庭对于家庭治疗师这一角色的认知，不论白人家庭还是少数民族家庭。大量研究结果证明，家庭治疗师应当重视治疗实践中种族歧视的问题（McGoldrick & Hardy，2008），并在治疗中应用家庭治疗技术探究此类问题。奥黑根（O'Hagan，2001）提出，文化能力不仅与自我意识有关，也体现了治疗师在治疗过程中的开放与尊重，以及学习多种文化的意愿。因此，家庭治疗师需要广泛阅读，并在训练中接触各种文化，这是十分重要的，有些治疗师认为这部分是最具挑战性的。

80

发现 "不知" 空间

我们已经知道家庭治疗的根本立场是保持好奇心。近期,这种立场有了新的表述:家庭治疗师从"不知"的立场出发进行治疗。理解此概念(治疗立场)的方式有很多种,如果拿艺术家作比, 治疗师的"不知"就相当于艺术家的意识状态, 在这种意识状态中, 艺术家的创作方法已经炉火纯青并且融入其灵魂, 所以他们可以无意识地使用这些创作方法。若拿禅悟作比, 治疗师的"不知"立场就像禅悟已经融入从业者的骨髓中一样(Reps, 1971)。

但是, 由于相关人员对"不知"的概念存在一些误解, 安德森(Anderson,2007)用更加系统的方式对其进行了分析。她提出"不知"立场包含四种特定的信念。

① 治疗师必须"剔除"自己对来访者一切先入为主的观念。"治疗师必须从个体本身了解他"(Anderson, 2007:49)。

② 治疗师应当始终对自己的治疗知识存疑。

③ 治疗师应当用其具备的知识"来促进家庭思考和对话, 而不是高高在上、颐指气使"(Anderson,2007:49)。

④ 治疗师应当以"试探性、暂时性"为原则介绍各种知识(Anderson,2007: 49)。

安德森认为, "不知"并不意味着治疗师什么都不知道, 也不是刻意不使用已掌握的信息。相反, 治疗师是利用"不知"建构一种不确定的情境, 这可以帮助治疗师仔细倾听家庭成员的想法，促进家庭成员思考问题的解决方案。

这种治疗立场可以理解为治疗师在积累经验的过程中不断学习，它类似于心理分析师在治疗过程中想要达成的一种自由流动的意识或者是以人为中心（Person-Cenerecl）咨询师产生的深层意识。经验丰富的治疗师更有可能进入这种"不知"空间，而这作为一种方法，不适合教授。因此，许多提倡"不知"的家庭治疗师详细阐述了在教授治疗方法的过程中如何使用合作性方法（McNamee，2007）。其中的关键是要营造一种会话的氛围，让学习与治疗过程同步进行，最终治疗师的"不知"会引起家庭的变化。

在当代的治疗实践中，一些家庭治疗师认为这种新式观念属于好奇心的延伸。治疗师很少会把自己对于家庭的观点强加于家庭，他们会用尊重的态度试探性地了解自己的想法是否正确："我可能想错了，我真的希望你能让我知道你的想法，我有一种感觉，你觉得这个世界是不安全的，这与珍妮的厌食症有一定的关系，我说的这些与你想的一样吗？"有时，治疗师会表现出若有所思的样子，表示他们不知道该说些什么或做些什么："我先想一想，好吗？因为我的确不知道接下来该说什么了。我也不确定该做些什么……你有什么建议吗？"治疗师经常会刻意淡化自己的知识，初次见面时力图了解清楚家庭对事件的看法，以及他们希望家庭治疗能解决的问题："你的医生已经告诉我你遇到的问题了，但我更希望听到你的想法。你希望我们在治疗中谈些什么呢？"

100 KEY POINTS

家庭治疗：100 个关键点与技巧

**Family Therapy:
100 Key Points & Techniques**

Part 9

第九部分

应对家庭治疗中常见的挑战

81

如何应对家庭治疗中的"阻抗"

在我们开始讨论如何应对"阻抗"（resistance）之前，我们需要了解"阻抗"的含义（Anderson & Stewart, 1983）。许多执业治疗师认为如果"阻抗"是安全的，那么它的概念就没有什么意义，卡彭特和特雷彻（Carpenter & Treacher, 1989）曾指出，"阻抗"这个概念一般适用于家庭，但其真正的系统性概念应当也包括治疗师和他们所工作的机构。比如，一个治疗师可能会说："我不会治疗这些家庭。"这就表明该治疗师对该类家庭产生了阻抗。同样，治疗师也可能会限制自己治疗的问题类型，因此，如果家庭问题不在治疗师治疗的范围之内，当他们与治疗师接触时会感觉被治疗师嫌弃，进而不愿合作。卡彭特和特雷彻（Carpenter & Treacher, 1989）还指出，某些治疗师可能无意中就对一些家庭产生了阻抗，而这与治疗师自己的家庭背景有关。例如，一些男性治疗师可能难以应付患者家庭中强势的父亲，因为这样强势的父亲让他回想起自己的经历，于是治疗师不愿倾听这位父亲的话，在行动上也表现得非常阻抗。这样一来，这位父亲会变得越来越强势（让别人倾听自己），治疗师也会因此给他贴上"阻抗"的标签。

当代越来越多的家庭治疗师开始推崇米尔顿·艾瑞克森的思想（de Shazer, 1982），即治疗师应该将阻抗视为家庭与治疗师之间一种独特的合作形式，并予以支持。这种思想鼓励家庭治疗师从自身的行为出发去理解家庭或家庭成员阻抗的根本原因，而不是家庭成员的行为。德·沙泽尔认为"阻抗"是"治疗师的失误"，是因为"治疗师没有积极倾听"（Hoyt, 2001）。

第九部分　应对家庭治疗中常见的挑战

家庭治疗需要从多角度考虑，因此我们假设家庭成员间的关系、家庭经历（包括家庭过去寻求帮助的经历）、治疗机构以及产生阻抗的治疗师等存在某些问题，有很多种方式可以解释这种互动关系，有些情况就可以用第 36 个关键点阐述的一些术语来解释：家庭拥有这样一种观念，认为治疗无法帮助他们解决家庭问题。如果治疗涉及某外部机构，家庭可能会认为治疗师帮助家庭只是迎合机构的需要（Turnell & Essex 2006）。在焦点解决疗法中，个体可以是"来访者"（需要治疗），也可以是"抱怨者"（抱怨其他人没有为自己负责）或"旁观者"（对治疗不感兴趣）。在这样的情境中，治疗师的任务是理解家庭成员参与治疗的真正需求，并澄清治疗的效果和局限。比如，一些家庭希望通过治疗改变拥挤糟糕的居住环境，这样的家庭治疗师就不应该治疗，但可以向其澄清他们的真实需求，并建议他们搬家！

同样，如果是外部机构"强迫"家庭参与治疗，治疗师首先必须要向家庭解释治疗方案，以及治疗对机构处理家庭问题的影响，要建立起治疗师和家庭之间良好的关系（第 20 个关键点）可能需要多次会谈。当然，如果中介机构能与家庭成员和治疗师会面并澄清自己希望治疗如何帮助家庭，会更有益于治疗。一般来说，通过这样开放性的合作方式，家庭成员会意识到治疗师是为了帮助他们解决家庭的各种问题。如果家庭成员对治疗存在阻抗，他们会给出负面的回应或拒绝参与。对于负面回应式阻抗，治疗师应尽可能修复治疗联盟（第 26 个关键点），并针对这一问题与成员进行讨论："简，我注意到每次向你提问时，你都耸了耸肩，然后说这没有用。为了更好地帮助你，我必须要了解真实的情况。是我的问题太复杂或太简单吗？是我的建议不合理？还是你觉得我无法帮到你？"治疗师可以尝试通过这种以诚相待的方式提高家庭成员在治疗中的参与度。

有些家庭成员在治疗时不太愿意说话，这也是一种"阻抗"，治疗师可以用多种方法来改善这种情况，例如，换一种沟通方式，或许有些家庭难以应对治疗师过于专业化的语言,此时治疗师可以采用积极幽默的方式鼓励家庭参与会谈。另一方面，家庭成员也可能难以应对关于"问题"的谈话，比如，有些青少年不愿意参与治疗，因为他们自己或父母在治疗中常受到责备，这让他们感觉很痛苦。应对这个问题的方法其实很简单：限制关于问题的讨论，并允许青少年谈论自己希望谈的话题。比如，可以让他们在治疗时播放对自己很有意义的音乐，这时候治疗师可以将音乐作为谈话的主题，并且帮助成年父母意识到，这些音乐并不是"噪声"，它对于青少年来说是有独特意义的。

82

如何应对治疗"停滞"

对于大多数治疗师而言，在治疗过程中感到"停滞"（getting stuck in therapy）是很正常的。这种情况通常发生在几次治疗会谈之后。很难定义"卡住"或者"停滞"这种状态，但这通常是因为治疗进展不大，治疗师和家庭缺乏信心。博杜安（Beaudoin，2008）将"停滞"定义为"治疗没有进展，或者在朝着无益的方向发展"。

家庭治疗师可以采取多种方法应对"停滞"。最简单的方法便是"回到治疗起点"，和家庭重新探讨治疗的目标，这样可以保证治疗师和家庭的目标一致。倘若目标不同，就会不可避免地产生这种停滞不前的感觉。

有时，治疗师需要向家庭坦白自己感到治疗停滞，并与家庭会话以获得所需的信息，因为治疗师有时会错过或忽略了家庭成员谈论的重要内容，从而造成治疗停滞。治疗师与家庭的谈话应围绕问题进行："我是不是错过了什么重要的信息？你告诉过我一些和我们现在情况相关的事情吗？"当然，这样的对话是不责备任何一方的，既不认为治疗师应该为治疗停滞负责，也不批评家庭在治疗过程中的参与状态。但是，治疗师应当注意是否有"治疗过程太艰难"的感觉。这种感觉可能意味着，家庭认为改变家庭现状的责任在治疗师而非自己，有这样观念的原因有很多，例如他们可能对于家庭问题感到无能为力，无法应对。治疗中另外一个常见的现象就是家庭在几次的治疗会谈中都会讨论"另外一个危机问题"，比如，家庭成员的应对风格，而这无益于家庭问题的解决。

在这两个例子中，治疗师都必须努力去理解家庭成员在治疗室中唤起的情绪，并让家庭成员意识到可能支撑他们的信念。

家庭治疗师引入这个问题的主要途径之一是"治疗系统"，"治疗系统"认为治疗停滞存在三方面的因素：治疗师的角色、治疗的情境以及经历治疗停滞的家庭，任何一方存在问题都会导致治疗的中断。比如，治疗师由于治疗没有明显进展而失去信心，这可能是因为她在自己的生活中也遇到了同样无法克服的问题。罗贝尔（Rober，1999）认为治疗过程中出现停滞并不是家庭因素造成的，而是治疗师失去了信心和勇气。博杜安（Beaudoin，2008）也指出停滞通常是因为治疗师过于关注问题本身，缺乏系统性视角。

经历停滞时，家庭治疗师经常使用的另一种方法是：邀请其他的家庭成员参加治疗。这样做是因为一些不属于治疗系统的重要家庭成员可以帮助治疗发展至正轨，这些家庭成员带来的是帮助而不是阻碍。治疗师可以这样提问：有没有其他家庭成员可以参与到我们的治疗中，帮助我们摆脱这种停滞的状态呢？

感觉治疗停滞不前，他们可以和其他治疗师一样，寻求督导的帮助（Elizur，1990），也可以邀请团队参与到该家庭治疗中，或者寻求其他组成员的帮助。这些方法都有助于应对治疗停滞。治疗师在督导时需要回想是否有未了解的信息、自己和家庭沟通的方式，以及其他可选择的应对治疗停滞的策略。

83

如何应对治疗过程中的冲突

参与治疗的家庭内部大多有隐藏着的矛盾，压抑着的负面情绪，因此在治疗中发生冲突也就不足为奇。应对冲突时，治疗师的个人特质是十分重要的，有些治疗师能够很自如地处理这些冲突，而有些则会感觉很无力，难以应对。如果冲突爆发，那很可能是治疗师感觉自我准备最不充分的时候。一些治疗师认为应对冲突最好的方式就是对此作出回应："我在想你们在家里是不是也会发生类似这样的冲突？"但大多数时候，此种方式的干预只会加剧冲突，例如父亲说，"当然会发生。结果就是我阻止她出去和朋友约会。"

此时治疗师需要判断继续这个话题是否有意义。如果治疗师觉得在治疗中继续该话题可能会引起暴力行为（机构和家庭中都可以提供类似的信息），那么此时明智之举可能是终止该话题的谈论并思考如何进行治疗更有效（例如，做一个非暴力约定，或者与家庭成员单独会谈）。但如果家庭希望以较为温和的方式应对冲突，且治疗师对此有足够的信心，那么治疗师可以选择其他的方式应对冲突。例如，治疗师与家庭双方达成共识后，探寻冲突的情感根源，可能是源于爱的缺失，或者自己的想法没有得到倾听等。"我感觉到了你在努力地解决问题，你觉得你的生气意味着什么呢？"这样反省性的循环问题可以帮助家庭成员意识到关系中的冲突，承担自己的责任，而不是互相推诿："因为愤怒而责备他，既不能让他去做你想让他做的事情，也不能让你感到快乐，不是吗？"

如果考虑到其他的系统性技术，还有更多有效的选择，比如，治疗师可以重塑冲突："你们能够表达自己的情绪，你们也知道彼此都爱着对方，这些冲突是不会影响到你们对彼此的爱的。"或者使用积极赋义来澄清冲突的本质:"我知道你生气是因为你想让家人倾听你的心声。这种心声到底是什么呢?"如果治疗师已经和家庭合作过一段时间,那么幽默也是一剂良方,"这是私人冲突吗?其他人可以加入进来吗?"

对于家庭治疗师来说,冲突发生时要提醒自己治疗师的身份,不要害怕接下来发生的事情,毕竟冲突也是治疗的一部分。

84

如何控制治疗中的强烈情绪

有人可能会认为家庭治疗是关系模式导向，鲜少涉及强烈的情绪，但接下来要讨论的强烈情绪并不是指之前所说的愤怒，而是指强烈的悲伤、失落、抑郁或者自我厌恶。这里强烈情绪这一说法可能并不准确，因为家庭治疗和其他的治疗一样，都是帮助家庭成员表达出内心的想法。强烈的情绪需要得到关注和表达，在家庭治疗中，治疗师试图将这些强烈的情绪和家庭成员的情感联系起来，询问家庭成员其深刻的情感会在多大程度上影响其他的家庭成员。

一个女孩的父亲在第一次家庭治疗快结束时哭泣了，因为这是他多年来第一次将自己对女儿的悲伤之情和五年前失去母亲时的情感联系起来。当家庭成员感到沮丧时，家庭治疗师会引导其他的家庭成员安慰他："吉姆，告诉我，你现在想要得到谁的安慰？"当记忆的痛苦逐渐退去，或者当成员逐渐习惯这种感觉，治疗师会探寻其行为背后的本质。

治疗师：吉姆，为什么你觉得与母亲有关的那段经历与你同女儿的经历相似？

吉姆：　在我母亲生命的最后阶段，我让她失望了。现在我觉得我让自己的女儿失望了。

治疗师：你觉得还有其他的家庭成员知道你是这样想的吗？

吉姆：我没有说过，因为我必须足够坚强才能保护他们。

治疗师：（转向妻子）你知道他自母亲去世之后就一直有这些感受吗？

在这个治疗的案例中，治疗师没有忽略这位父亲强烈的痛苦情绪，而是努力将这种情感与相似的经历联系起来。该方法同样适用于抑郁的家庭成员。

治疗师：朱莉，你能描述一下你是怎么看待"抑郁"的吗？换句话说，你记得家庭成员中有人患过抑郁吗？

朱莉：有，我的母亲和外婆都曾说过她们感到抑郁。但和我不同，她们从未想过自杀。

治疗师：你确定吗？你有问过她们吗？如果她们经历过抑郁，他们可能有应对的策略。

朱莉：（转向母亲）妈妈，你感到过抑郁吗？

母亲：（对朱莉）是的，我抑郁过，但是需要学会怎样去面对，不是吗？

治疗师：朱莉，你听到你的母亲说她有方法应对这样的情绪吗？

朱莉：不，我觉得她在说我很软弱，不能应对抑郁。

治疗师：这好像表明是抑郁影响了你们的关系，母亲表示她可以帮助你但似乎你感受不到。

另外，治疗师也可以尝试引导朱莉和母亲对比各自抑郁时的异同，这样可以帮助她们意识到自己的需要和拥有的资源。

在所有类似的情境中，家庭治疗师都需要评估这些情绪的风险，如有需要，可以寻求专业人士的帮助，比如全科医生和精神科医生。

85

如何处理秘密和真假难辨的陈述

家庭治疗师常会在治疗过程中发现一些家庭的秘密。比如，家庭成员可能会提到，孩子并不是父亲亲生的（孩子不知道），或者夫妻一方出轨而另一方不知道。揭示这些家庭秘密的方式有很多种，家庭可能会告诉治疗师某些秘密，或者是某个家庭成员告诉治疗师，又或是治疗师在家庭成员画家谱树时发现这些秘密，治疗师最好在画家谱树前提醒家庭成员不要泄露家庭秘密。

家庭治疗师有多种方法"保守家庭秘密"。有些人认为知道了这样的家庭秘密会限制治疗师的治疗，迫使治疗师对不知情的家庭成员不诚实。因此，大多数治疗师希望与了解家庭秘密的人会面并讨论如何继续治疗。卡彭特和特雷彻（Carpenter & Treacher, 1989）指出，这一会面讨论的过程是治疗所必需的，可以帮助治疗师确定该秘密是否可以人格成为治疗谈论和互动的主题。比如，发现家庭中存在外遇后，治疗师可能会问自己："如果公开这个秘密，谁受伤最深，怎样公开这个秘密才能将对成员的伤害最小化？"其实治疗师可以换位思考这个秘密对家庭的影响：

如果这件事发生在你女儿的身上，你会如何处理？这对于家庭发现一些新的问题处理方式和适应方式会有怎样的帮助？你们一家将如何帮助你的女儿，使她再次坚强起来？最糟糕的情况是什么？什么会使情况变得更糟？

上面的例子中，我们假设孩子被性侵，但不敢告诉家人，治疗师会采用一定的技巧描述这个秘密的背景（Jones，2007），而不是直接谈论它。这一技巧与艾瑞克森的催眠有相似之处，可以在家庭完全不知道问题是什么的情况下处理问题（Erickson& Rossi, 1981）。

但不幸的是，有时为了保护某个家庭成员的利益，治疗师必须要保守秘密。 如前所述，GP（全科医生）介绍孩子及其家人接受家庭治疗，并提到孩子并不是父亲亲生的。这种情况下，治疗师可能先与孩子父母交谈，判断这个秘密对解决家庭问题的重要性。如果它对于解决家庭问题的帮助不大，而且父母拒绝治疗师将这个秘密告知孩子，那么治疗师会选择保守秘密。但如果这个秘密可能在某种程度上揭示了家庭互动的模式，而且包括孩子在内的所有家庭成员都知道这个秘密，但他们却不愿意承认，这种情况下，治疗师可能需要思考如何谈论这个秘密。

86

如何应对治疗中的缺席问题

在家庭治疗中，成员缺席不仅会疏远彼此的心理距离，还会造成巨大损失。事实上，成员缺席也是一种沟通方式（我们已说明所有的行为都是某种形式的沟通）。更糟的是，缺席问题也许意味着这一家庭并不适合接受治疗。一些家庭治疗师将成员的缺席视为治疗的潜在"敌人"，长远来看此类成员可能有损治疗效果，因此治疗师总是力求所有家庭成员参与治疗。例如，米兰团队只有在所有相关家庭成员都参与的情况下，才同意开展治疗（Palazzoliet al., 1978），而史凯纳（Skynner, 1976）则会找出阻碍家庭变化的核心成员，并确保此类成员参与治疗。

治疗师可以采取一些策略鼓励和吸引缺席成员参与治疗。其中一种方法是通过在场的家庭成员向缺席成员传递讯息，或者是治疗师给缺席成员写信，解释为什么他们的看法很重要。

一般来说，离婚的父亲不太愿意参与治疗，治疗机构也常会"忽略"他们，因为他们要么不想参与，要么是对前妻照顾孩子颇有微词。但离异家庭中父母双方的互动模式会影响孩子的成长，因此父亲的参与非常重要。如下这封信，也许可以说服父亲加入治疗。

亲爱的 X 先生：

您的儿子现在面临一些难题，我们正在帮助他解决。我们了解到他将您视作他生命中的重要他人。我们也确定您知道如何帮助他。因此，我们希望同您会面，听取您的意见，或许您可以同您的儿子一起与我们见面。

这样做能够使父亲意识到同治疗团队会面的重要性。如果某位家庭成员已经参与过治疗但拒绝继续参与，治疗师也可以给他们写信，提及治疗中的话语或者治疗中别人对他们的描述，以此鼓励他们继续治疗。

当然，有时候，家庭成员可能会因为身体原因无法参与治疗。这在与有高龄老人的三世同堂家庭合作时尤为明显。此时治疗师可以采取家访的方法，至少同全体家庭成员会面一次。

87

如何应对治疗中"不守纪律"的孩子

　　处理此类问题的方法有很多，其中有些方法源自策略派家庭治疗（第 62 个关键点），比如在治疗过程中激发孩子呈现出他们的问题，这样可以帮助治疗师发现孩子在治疗室和在家中行为表现的异同。治疗师应当与孩子探讨他们的行为，提高孩子的参与感。治疗师可能会按部就班地问孩子的父母是如何处理这种行为的，还可能会让父母在治疗室内展现他们通常的处理方法："我注意到我们在交谈的时候，杰玛会自己玩，她感到愤怒的时候会乱扔东西，此时你们会怎样做？……你们现在能做些什么让杰玛更好地控制自己的情绪吗？"

　　父母如何完成任务或如何尝试完成任务，将为治疗师提供家庭对孩子此类情绪处理方式的信息，治疗师给予家长适当的反馈还能促进其与家庭的互动。如果家庭的核心问题是儿童的行为，就可以采用上述治疗方法。但系统理论假设所有行为背后都有一定的含义，我们也可以将愤怒或破坏性行为理解为孩子对自己内心需求的表达："我想知道杰玛是否想和我们谈一谈自己的行为？"当然，治疗师应该让家长带着孩子参与治疗的全程。有时，治疗师可以寻求孩子的合作，或者表达自己的底线以减少其不当行为："杰玛，我的思维比较缓慢，屋子里非常吵的时候，我没有办法思考。你能小声一点吗？"

　　但是，无论发生什么，治疗师都要让父母意识到他们要对孩子负责："我做了什么让杰玛变得安静？这是不是最好的方式？"

　　最后，治疗师需要注意两点。有时候，孩子在治疗过程中感受到压力，表现出更多的问题行为，可能是想表达他们内心的需求，或是无法用语言表达的想法。治疗师必须意识到这种可能性并采取一切可能的方式去处理。当这种情况出现时，治疗师需要评估孩子遭受父母暴力的风险，必要时需要儿童保护机构的介入。此外，治疗师应该注意引导父母摒弃对孩子带有虐待行为的控制，即惩罚性教养方式（punitive child-rearing）。最后，治疗师应当意识到，相较于携带孩子，让孩子影响父母的联合治疗，有时家长独自参与治疗的效果更好。家长与孩子分开治疗可以帮助他们更好地控制孩子的强烈情绪。家庭治疗师还可以采取团体合作的方式（第 98 个关键点）：在治疗过程中，由一名团体成员陪孩子一起玩，或者让一名成员和孩子待在另一个房间。

88

如何应对失败

从某种意义上说，"失败"这个概念缺乏系统性（Coleman，1985；Carr，1990）。系统理论认为所有的系统都随着时间而改变，且这种改变很难预测如何发生，会达到何种程度，因此将"失败"归因于治疗性干预可能不太恰当。但现实中治疗师会"不时地打断"改变的发生，以至于看不到治疗性干预产生的效果。因此，应对"失败"是治疗师自我调节的重要部分。研究表明，治疗师若在治疗中过度希望问题发生改变，会感到较大的压力，且治疗师若未能帮助到需要帮助的家庭，就可能会产生所谓的"倦怠"（burnt out）感（Varma，1997）。某些情况下，这种体验可能十分寻常。比如，某些困难使他们失去促进改变的信心，导致治疗停滞。此外，一些家庭治疗师治疗的家庭可能已经接受其他专业人员的帮助好多年了，家庭动力学问题似乎更多了。在这种情况下，治疗师应该清楚地认识到，他或她只是改变的促成者，不是改变的唯一责任人，家庭、环境以及其他机构也需要承担改变的责任，意识到这一点相当重要。此外，治疗师也必须认识到自己只是普通人，能力有限，无法"治愈"人类所有的苦难，这也确实与人类的基本现实相矛盾（Gehart & McCollum，2007）。

应对失败的另一个重要方面是从中吸取教训。一些书籍和文章建议治疗师将"失败"重塑为学习的过程（Kopp，1976）。换句话说，失败是治疗过程的一部分。一些家庭治疗师会探究他们"失败"的原因，找到问题的关键，并形成报告。家庭治疗师会注重治疗的公开性，所以时常与治疗的家庭谈及他们遭遇的失败，有时涉及当前的家庭，而有时则涉及以后治疗的家庭："可能我的能力有限，您能给我些建议，以便我今后可以采取不同的治疗措施吗？"

治疗师还可以通过失败意识到有效的督导、良好的个人支持系统以及制度化过程是十分重要的。督导可以帮助治疗师探索失败的原因并从中吸取教训。个人支持系统则可以帮助治疗师正确地看待自己的工作：虽说治疗师是一种职业，但它也仅仅是谋生的一种方式。治疗师会根据自己家庭的发展阶段调整自身对于工作的投入程度。比如，无家庭承诺的治疗师可能会对自身的工作有更大的投入度，因此更容易受到失败的影响，而初为人父或人母的治疗师受到的影响可能就会少些。当然，在督导中会探究治疗师的"生活空间"与失败之间的关系。

良好的制度化过程也能够非常有效地帮助治疗师应对失败。海利（Haley, 1981）指出，大多数精神健康机构不会采取家庭系统方法。一项关于家庭治疗实践的调查结果（Street & Rivett, 1996）证实，家庭治疗压力最大的因素常常是制度的设置。但机构可以在治疗师遭遇失败时为其提供帮助。例如，将家庭转诊到其他机构。另外，如果家庭因治疗失败投诉治疗师，机构也可以为其提供支持。目前，投诉程序已经是职业登记注册的一部分，对于治疗师来说，被投诉是极其痛苦的，原本治疗师选择"悄悄从失败中吸取教训"，但被投诉后他们可能会产生"无法胜任治疗师工作"的想法。此时，治疗师需要有强大的支持系统。

斯特里特和里韦特（Street & Rivett, 1996）调查了家庭治疗师寻求的支持系统种类。结果发现治疗师最常寻求的支持包括团队支持、督导、个体化治疗和集体精神的实践。该调查结果说明，家庭治疗师应当像其他所有的从业者一样，借助环境和系统的支持（作为家庭治疗师），维持健康的工作和生活。

100 KEY POINTS

家庭治疗：100 个关键点与技巧

Family Therapy:
100 Key Points & Techniques

Part 10

第十部分

情境中的
家庭治疗

89

一般情境下的应用

目前系统和家庭治疗技术已经运用于"一般情境"(Treacher & Carpenter, 1984; Street & Dryden, 1988; Carpenter & Treacher, 1993)。在英国, 尽管家庭治疗师严格受法律监管, 但并不是只有家庭治疗师能够应用这些技术。事实上, 许多受过家庭治疗训练的专业人士都能够在他们的工作中使用这些技术, 包括社会工作者、心理健康护士和心理学家等, 只是一小部分家庭治疗师会接受专业培训达到就业资格, 成为职业家庭治疗师。不同的国家, 家庭治疗师的工作环境不同, 这在很大程度上取决于那些国家如何构建他们的健康和社会福利机构。在英国, 家庭治疗师大都就职于儿童和青少年心理健康机构(child and adolescent mental health settings, CAMHS)和成人心理健康机构, 而在美国家庭治疗常存在于医疗机构, 当然更多的是私人诊所。

与其他疗法不同, 家庭治疗与其应用情境有着密切的关系。当然, 这种密切的关系也是有限的。在英国, CAMHS 和成人心理健康机构都是在国家医疗服务体系(National Health Service, NHS)范围内, 而这个机构有一个首要的医疗意识形态, 因此家庭治疗想要彰显其系统性方法就显得很困难。在 CAMHS 和成人心理健康机构中, 普遍的治疗方式是诊断法(给个体贴标签, 对问题持有确定性看法和缺乏好奇心)和药物治疗(不是心理疗法)(Rogers & Pilgrim, 2001)。尽管如此, 家庭治疗的使用仍然十分广泛, 并且大多数家庭治疗实践是由这些情境演变而来的(Carpenter & Treacher, 1993)。家庭治疗在这些情境下的蓬勃发展和它的适应能力密切相关, 就像佛教可以传播于整个丝绸之路一样(Williams, 2009)。这意味着家庭治疗的形式在不同的情境中可能会有所不同。在 CAMHS 和成人心理健康机构中，家庭治疗的主要特征是综合性、关注问题的和负责的 (Rivett, 2008)。多学科团队通常需要配备一名家庭治疗师，他可以在案例进展过程中持续发挥作用 (如提供药物治疗、参与或独立承担个体治疗或与个人相关的个体工作)。因此，家庭治疗将整合各种方法 (如书中所述) 并尊重其他团队成员的观点 (Speed, 2004)。家庭治疗通常是以问题为中心的，通过采用家庭系统技术改善那些 "问题行为或关系"。各种情境中的家庭治疗均有着强劲有力的发展，在应用实践中也证实了其卓越的疗效 (Sprenkle, 2002; Sexton et al., 2003; Carr, 2009a & 2009b)。

在特定的情境中，家庭疗法及其系统性实践都有着广阔的发展空间。在成人心理健康应用中，塞库拉 (Seikkula,2002) 开发了一套针对精神病的系统性危机疗法。在对"反社会"年轻人的治疗中，海根勒 (Sheidow et al., 2003) 创建了一种应对困难的多系统疗法。这两种方法都有其发展的实证基础。近年来，家庭治疗在多家庭团体干预中的使用也较为频繁，这些团体中包括进食障碍（eating disorder）、抑郁症和患有早期精神病的成员 (Eisler 2005)。这些团体治疗实践再一次证实了家庭治疗的综合性，它整合了其他疗法中的治疗技术，如动机访谈技术 (Steinglas, 2009) 和心理教育理念（psycho-educational ideas）。

90

施虐情境

家庭治疗师一直热衷于研究虐待的产生，并已经有所发现。在虐待情境下，我们倾向于批判施虐者，并认为这样就可以终止虐待。然而，从家庭治疗的观点来看，这样的行为仅仅是整个治愈过程的开始。例如，当一个孩子遭受了性虐待，系统治疗方法将设法修复该儿童与主要看护者的关系，并帮助这个孩子平稳度过这一痛苦的阶段，将性虐待对孩子今后成长发展的影响最小化。家庭治疗对这种治疗方法的贡献体现在很多方面。首先，家庭治疗确保在本质上修复儿童和监护者之间的关系，促进监护者与孩子共同合作，或者至少共同合作一段时间。因为家庭治疗认为关系创伤最好在关系内得到治愈。其次，在虐待和揭露虐待的过程中，母亲和孩子都会受到伤害，治愈他们的关系并不容易，但家庭疗法具备整合不同观点的优势，因此其能够很好地处理和应对治愈过程中的复杂情况和矛盾情绪，愤怒、怨恨和拒绝以及关心、爱护和内疚等都可以得到倾听。最后，家庭治疗旨在修复施虐者和受虐者之间的关系，从而让儿童在将来能够自由处理其与施虐者以及与其他人之间的关系。虽然这在实践中很少发生。

在英国，许多家庭治疗师会担任法庭专家、CAMHS 职员或者社会福利机构中的专家，这其中有很多原因，其中之一是家庭治疗师能够处理虐待情境中的"不确定性"。举例来说，特尼尔和埃塞克斯（Turnell & Essex，2006）创建了一种"问题解决"（Resolutions Approach, RA）的方法，主要针对那些没有明确施虐者（或者施虐者不承认）的儿童虐待案例。RA 秉承焦点解决和叙事疗法（narrative therapy）的理念，在治疗师与父母或监护者之间创造了一种合作关系，关注"我们该如何共同合作以保护你的孩子"。RA 团队通过一些创造性的技巧，包括共同编造故事，帮助家庭设计合适的儿童保护方案，而不关注究竟谁是最初的施虐者。

家庭治疗师处理虐待情境的另一个优势就是他们具备处理复杂情况和多重描述的能力。这一点在家庭暴力领域体现得尤为明显。针对这一应用领域的疗法一直备受争议（Rivett，2006）。值得注意的是，在任何虐待情境中个体的安全都是最重要的。因此，在开始处理发生了家庭暴力的夫妻或家庭事务前，家庭治疗师应当首先评估安全和风险（Goldner，1998）。鉴于虐待关系的高发生率（Home Office，2000），以及虐待关系成员对事件陈述的复杂性，家庭治疗在虐待情境处理方面是很有效的。

戈德纳等（Goldner et al.，1990）提出，家庭治疗能够辨识对于事件的多重描述，因此它特别适用于处理复杂的"不稳定关系"。另外，如果这些夫妻希望继续他们的婚姻关系，同时也想要终止家庭虐待，家庭治疗师可以采用各种各样的理论技术进行干预。戈德纳等（Goldner et al.，1990）认为系统理论可以有效解释一个虐待模式是如何在关系中建立的；女权主义可以解释为什么男人们觉得自己有资格虐待其女性伴侣（以及为什么女性会感觉自己被虐待）；心理动力学理论可以解释夫妻依恋是如何动态作用的。因此，治疗干预需要挑战施虐行为，恢复女性权益，剖析"依恋"的情感特征。通常，这种疗法会聚焦于暴力或虐待事件进而探析这些因素。

治疗师：你说你的妻子弄伤了你的手，你这样说是什么意思呢？

男来访者：我用拳头猛击她时，她关门夹伤了我的手。

治疗师：好的。让我们重新审视一下，到底是谁伤了你的手？你认为你的妻子会怎么描述这件事呢？

在英国，许多的机构采用戈德纳的理论，其中最出名的是库珀和维特里（Cooper & Vetere，2005）成立的机构。这一疗法在重新恢复夫妻关系之前，关注的是修复母子关系。库珀和维特里(Cooper & Vetere, 2005)坚持认为,如果由第三方机构(例如社会服务机构或查验机构) 对家庭暴力治疗的安全性和条约遵守情况进行监督评估,他们的方法是唯一安全的。虽然相较于其他治疗方法,家庭治疗和治疗学观点通常没有其他方法那样盛行(Rivett & Rees, 2004; Rivett, 2006; Rivett et al., 2006),但是人们已经逐渐认识到仅仅靠刑事司法处理家庭暴力是远远不够的,还需要一个更宽泛的系统方法提供帮助(Rivett & Rees, 2008)。

91

伴侣和婚姻治疗

尽管传统的伴侣治疗通常采用行为和心理动力学疗法（Gurman, 2008），近年来，家庭疗法和系统观点也逐渐运用其中。虽然家庭治疗师很少开展夫妻治疗，但他们也常常需要关注夫妻或亲子关系。例如，大量证据表明（Jones & Asen, 2000），伴侣被诊断为抑郁症时，让伴侣双方同时参与治疗有益于其抑郁症状的改善。因此，家庭治疗师也可以针对成人心理健康开展治疗工作，且系统理论认为伴侣关系会影响儿童青少年的亲子关系，家庭治疗师应当注意到这一点。

在夫妻治疗中，系统理论和家庭治疗提供了一种方法，将过去与现在的关系模式相连接，将性别角色和社会期望的这些角色相连接，将行为与其意义相连接。许多融合了家庭治疗的伴侣治疗都强调"现在和过去"，因此这些疗法都倾向于关注众多模式中有内在联系的模式，而非无意识地运作。戈特曼（Gottman, 1999; Gottman & Gottman, 2008）在其一系列的研究工作中，将可能与伴侣之后的分离有关的互动模式隔离开来进行探究。戈特曼指出，当伴侣经常指责对方、彼此防卫、男性对女性伴侣表现出轻蔑以及当伴侣之间发生冷战，他们就很难再维持这种伴侣关系。戈特曼将这四种行为称为"毁灭关系的四大骑手"。戈特曼在研究中让伴侣对这些行为进行评分，根据评分值来精确预测哪些伴侣会在几年后分开。戈特曼利用这一"基于经验的理论"（Gottman, 2002:167）设计了一套治疗方法，教导伴侣互相倾听，构建积极的互动，创造共同的人生梦想，并且彼此尊重。

聚焦情感的伴侣治疗是另一种可选治疗方法（Johnson, 2003 & 2008），这种方法同样是基于实证的系统性治疗。伴侣治疗一再强调伴侣在治疗室内的互动。约翰逊（Johnson，2003）采用依恋理论解释伴侣之间的不良互动，以帮助他们在治疗过程中学习新的互动和联结方式，这样他们就可以在家里改变彼此的关系。聚焦情感的伴侣治疗探究了治疗师为帮助伴侣发生改变所应采取的措施，这种研究模式称为"治疗过程的研究"。约翰逊将治疗过程中"软化责备"的过程单独分离出来，"软化责备"过程是指治疗师在治疗过程中倾听伴侣一方因另一方的行为而发出的责备，并探究受责备者与责备者行为背后的意图。这一过程通常可以帮助责备一方看到其行为背后隐藏的情感，并"软化"责备。

> 治疗专家： 当他说他必须去工作而无法陪你的时候，你的感觉是怎样的呢？
>
> 女性伴侣：我感觉遭到了拒绝，很生气。
>
> 治疗专家： 所以你将他的行为理解为他不关心你？那么你是怎么看呢？（转向男性伴侣）

通过这对伴侣的案例我们可以发现，他们都被误解和责难所捆束，他们的问题是互相的，而不是某个人。

> 治疗师：你们看起来都对这种交往方式感到不满。你们可以理解对方的伤痛吗？
>
> 男性伴侣：是的，我没有认真思考过她的真实感受，我只看到了她对我生气，而没有感受到她有多么孤单。
>
> 女性伴侣：听到你这么说，我感觉很好。我从没有想到你会因我的感受而困扰。
>
> 治疗师： 你现在觉得他一直以来的感受是怎样的呢？
>
> 女性伴侣：我觉得他也感觉孤单。这些年我们都是孤单的！

若伴侣治疗中存在外遇现象，家庭治疗往往可以提供很大的帮助（Coop

Gordon et al., 2008）。当伴侣一方发生外遇，伴侣寻求治疗时，家庭治疗师会从以下几方面来分析外遇事件：伴侣各自对事件的理解、家庭剧本、当前的伴侣关系以及伴侣是否选择修复关系。家庭治疗师还要处理由外遇带来的系统性结果，例如法律事务和孩子的安顿。人们还就外遇衍生出的宽恕问题进行了讨论（Walrond-Skinner, 1998），他们提出，宽恕并非只是个体的品质，更是个体间的关系模式所具有的品质。

92

咨询和家庭治疗

　　家庭治疗师将家庭治疗模式应用于组织咨询已经有很长一段历史 (Wynne et al., 1986；Campbell et al., 1989；Pratt et al., 2005)。这主要是因为家庭治疗系统与团体治疗系统类似。家庭治疗师可以咨询的组织机构范围是比较大的。例如，从临床水平来看，家庭治疗师可能需要咨询学校是如何处理孩子或者家庭相关问题的，该类问题应当是能够引起学校关注并积极干预的，例如校园欺凌事件。这可能会对学校的风气和排名产生广泛的影响。家庭治疗师也可以在法定机构、民营企业及家族企业中运用系统性技能 (Wynne et al., 1986)。家庭治疗师需要在咨询时解释其习惯性行为模式，理解领导者角色以及信念和文化对行为的影响。

　　就像家庭，系统中的问题可能是由于指责组织里的某个团队或某个群体。咨询中通常也会假设咨询可以修复团队或者组织问题，使得组织可以继续蓬勃发展。与家庭治疗师的处理方式类似，咨询师会在咨询过程中分析组织资源，构建自由表达的开放性空间。组织是作为一个系统存在的，这意味着咨询师可以探究发生积极或消极改变的原因。例如，许多家族企业在其创立者退休时会经历一个过渡期，因为企业早期的发展常依赖于其良好的企业文化和强大坚定的领导者，当该领导者退休，企业发展将面临挑战，许多第一代家族企业不能持续到第二代。 系统性的咨询应当意识到这些发展性的问题，这些问题在组织中会以不同的形式出现。因此，正如家庭治疗干预一样，系统性咨询需要帮助组织改变其层次结构、文化和信念，促进组织发展。相较于组织结构，一些系统性咨询更加关注组织内的个人信念：

随着时间的推移，工作行为模式开始建立，员工逐渐意识到"这是我们工作的方式"，组织不再是一个抽象的结构，而是存在于个体的头脑中，成为一个有文化的有机体，它有力地影响着个体的价值观、信仰和行为，同时也被个体的价值观、信仰和行为所影响。

(Campbell, 1999, P45)

坎贝尔 (Campbell & Groenbaek，2006) 热衷于研究组织发展的意义，他常采取促进"积极"思维的方式开展咨询。例如，组织中有些人认为大家应该使用相同的技术，而另一些人则认为每个人应当专攻一种技术，这种矛盾的观点在坎贝尔看来是十分有意义的，他认为这两种观点是一个系统，相辅相成。因此，他在咨询中会帮助个体意识到观点的差异性及其原因，探究他人在组织中的行为方式，从而促进持有不同观点的成员之间的沟通，缓和双方的冲突或竞争。这种系统性组织咨询的方法就是"隔离"团队、组别和层级之间无意的冲突。

在组织咨询领域使用的一些理念和技术通常可以追溯至家庭治疗。其中一个例子就是关于欣赏的研究（Hammond,2006），这项研究中包含了很多系统理论和家庭治疗的假设，例如，其中就存在一种对能力的假设（什么是有效的），并将问题视为创造改变的主要方式。组织干预关注的问题诸如"怎样增强组织的荣誉感"或是"组织机构的梦想和抱负是什么"。这种积极的、欣赏的过程会促进组织的提升。

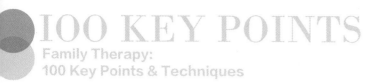
93

私人诊所

许多家庭治疗师在私人诊所工作，面临着独特的环境挑战。首要的挑战就是治疗师和介绍人的关系，大多数家庭是通过另一个专业人士找到私人治疗师的，该专业人士可能是全科医生（Dimmock，1993），抑或是另一位心理治疗师。治疗师和介绍人的关系可能会影响治疗师与家庭的匹配程度以及其与介绍人之间的沟通（例如，治疗师需要告知介绍人治疗进展吗？）。例如，一个精神病学家转介一个家庭给家庭治疗师，治疗师可能会认为该家庭成员的精神健康问题已经治愈，能够充分参与治疗。但如果是另一个治疗师转介一个家庭，那么治疗师在开展治疗之前需要对治疗风险和安全问题进行评估。这是私人诊所和家庭治疗机构间一个本质的不同——后者通常会有多学科小组帮助治疗师评估风险，但这在私人诊所是不存在的。因此，从事于私人诊所的治疗师应当格外关注家庭存在的风险和安全。这也意味着治疗师需要与介绍人保持联系，保证转介（referral）的匹配性和安全性。

因为家庭治疗师具有家庭治疗的系统性框架，因此应当意识到家庭的介绍人也会成为家庭系统的一部分（Palazzoli et al.，1980，并了解介绍人在家庭中的角色，确保这一动力的参与。

一个孩子和他的母亲被他的姨妈转介给私人家庭治疗师。他的姨妈在家庭中属于救助型成员，她还为她的姐姐和侄子（低收入的单亲家庭）支付治疗费用。当治疗师与母亲和儿子谈话时，他发现男孩将姨妈视为制定纪律的人物，妈妈则认为姨妈具有很大的影响力。因此家庭治疗师需要和这位姨妈谈谈她在家庭中的角色以及其对治疗的期望。

另外，治疗师应当思考家庭成员对于治疗师在家庭中角色的期待，这也是很重要的。在上面的例子中，母亲可能想让治疗师"改变"她的儿子。因此在私人诊所中，治疗师在开始治疗前与家庭商讨治疗目标就显得尤其重要。一些家庭治疗师会进行法庭评估，以便在法庭上作证，但这也可能导致"双方"产生分歧。因此，治疗师需要了解家庭对于治疗的真实期望。

在私人诊所工作的家庭治疗师需要注意的另一个问题是要确保他们拥有适合的督导和支持。这两方面都是治疗师的专业注册要求。前者通常是由另一个系统或家庭治疗师提供。治疗师通常选择团体内部同事督导，但有时也会选择有不同经验的人督导 (Street & Rivett, 1996)。因为家庭治疗师意识到督导是治疗的一部分，重要且具有一定的挑战性。这其中可能会存在这样一种情况，私人治疗师支付另一个私人治疗师督导费用，这样就构成了一种存在共谋的关系模式。

私人治疗师也面临着重大的现实挑战：他们必须能够管理业务方面的工作，并且能够对他们的交易收取费用。这些都可能会引起与家庭传统、政治忠诚和竞争力相关的问题。

94

多样性

前面我们已经强调过家庭治疗多样性的重要性（见第 14、15、16、79 个关键点）。家庭治疗师工作的情境和治疗的问题都具有多样性。第八部分中我们讨论过文化能力对家庭治疗师的重要性。这里我们需要强调，多样性对于家庭治疗同样重要，家庭治疗师应当意识到在治疗过程中所有问题的多样性。多样性不仅仅局限于少数民族的家庭治疗，事实上，它是无处不在的。家庭治疗师在分享家庭的信念、价值观的信念以及恰当行为的信念时，应当谨慎地假设，这就是一种通过好奇心和尊重去理解和探索问题多样性的技术。治疗师要对所接受到的信息保持开放性并及时调整自己，这也是相当重要的。伯纳姆（Burnham, 1993）提出在临床实践中可以利用社会 GRRAACCES 探究问题的多样性，GRRAACCES 主要包括性别、种族、宗教、年龄、能力、阶级、文化、种族和性取向。伯纳姆将首字母缩写定义为"社会"（social），是因为系统性治疗师、家庭治疗师都意识到社会结构对个人的影响深远。因此，动力和压迫对于理解问题的多样性是至关重要的 (McGoldrick & Hardy, 2008)。

例如，一个白人家庭从东欧到英国可能就会遭受英国人的歧视和欺凌，黑人家庭可能会因为历史遗留的种族主义而遭受类似的歧视，他们的经历不同，但更加痛苦。在治疗中，治疗师需要探究这些差异，从而了解问题发生的背景，通过探究这些问题，治疗师也可以帮助家庭以另一种方式表达创伤和痛苦，更好地控制生活，或者改变自己和创伤之间的关系。治疗师听到英国存在种族歧视、欺凌和虐待可能会感到震惊，难以接受，这会在一定程度上妨碍治疗师倾听，影响治疗效果，因此治疗师应当有所注意，保持中立的立场。

处理多样性问题涉及很多要素。治疗师应当对差异性保持开放和尊重，同时也要了解不同家庭的多样性经验，比如有宗教信仰的家庭 (Walsh，1999；Carlson & Erickson，2002)、在异性恋主义的社会中同性恋者出柜的现象、身体残疾父母的经历或单亲家庭成员的挣扎和努力。治疗师可以通过很多渠道获得这些经验，但并不一定具有临床性，例如，治疗师可以在各种机构组织中获得有价值的经验，如社区工作项目、残疾项目或对少数群体的专业服务项目。也可以在兄弟群体中谈论如何探究问题的多样性来丰富自己的经验。大多数培训机构建议家庭治疗师"采访"正常家庭是如何抚养孩子、维持夫妻关系和"家庭"的。显然治疗师是无法了解所有这些不同的家庭系统的，家庭治疗师通常会利用"文化顾问"深化理解各种各样的家庭经验，努力学习如何在治疗中使用解释的技术 (Raval，1996)。

本书中我们将家庭治疗、治疗师自我以及系统性治疗理论交织在一起加以探讨。这种"三层武装"的三叉戟也同样适用于多样性实践。家庭治疗师需要了解治疗的多样性问题，用专业知识武装自己，需要保持好奇心的立场以避免假设（例如，"不知"）。同时，治疗师应当意识到自己的文化"障碍"，探索并挑战自己文化中某些确定性的事件或信念，因为这些事件或信念通常是童年或家庭的偏见和剧本所引起，会影响治疗的多样性探索，因此治疗师需要在表现好奇心和尊重的同时，保持中立的立场。

100 KEY POINTS

家庭治疗：100 个关键点与技巧

Family Therapy:
100 Key Points & Techniques

Part 11

第十一部分

问题讨论

95

在家庭治疗中整合其他治疗方法

家庭治疗自 20 世纪 60 年代首次出现时就极力主张自己优于其他现存的治疗方法。例如，黑利（Haley，1981）等人批判了基于"洞察"的治疗方法和关注治疗关系以获得单一治疗结果的治疗方法 [以人为中心疗法（person-centred therapy）]。家庭治疗的发展历程体现了一种孤立主义，其近乎痴迷地关注最新的哲学发展趋势和家庭治疗领域内的奇异的实践，而不注重发展其他的治疗方法。

和以往一样，这样一种版本的历史也存在不同的描述。例如，英国家庭治疗的先驱罗宾·史凯纳（Robin Skynner，1976），将心理动力学引入家庭治疗。也有学者认为以人为中心的观点在家庭治疗中很重要（Street，1994）。然而这种孤立主义在 20 世纪 90 年代开始逐渐瓦解，21 世纪初，家庭治疗已经融合了诸多其他治疗方法。现在，越来越多的家庭治疗师将其他治疗领域的观点和技术引入家庭治疗。例如，心理动力学方法已经在家庭治疗中占有一席之地，许多治疗师都认为，整合关注心灵内部过程的心理动力学以及新兴的客体关系学派（object relations schools），都可以促进家庭治疗的发展（Flaskas & Perlesz，1996；Flaskas et al.，2005；Pocock，2005 & 2006）。家庭治疗师在处理药物滥用的问题时，会在家庭会谈中采用动机访谈技术（Miller & Rollnick，2002；Steinglas，2009）。依恋研究对家庭治疗实践有所影响（Hughes，2007），但后现代主义思想强调家庭治疗应当在以协作和建构主义范式下，实现完整的循环，重新创造以人为本的理念（Anderson，2001）。

从整合其他研究领域的概念来看，家庭治疗中一个有趣的发展是治疗师采用了心理生理学的观点。这是从依恋研究人员关于安全依恋是如何促进婴儿大脑发育的研究开始的。现在这种现象已经愈发普遍，治疗师有时会在夫妻和家庭治疗中使用心理生理学的想法。例如，费希班（Fishbane，2007）向家庭解释，当他们进行消极互动时，是杏仁核（amygdale）（大脑的"原始"部分）在起作用，治疗就是要提高大脑皮质（大脑的"社会性"部分）的功能，包括杏仁核。

家庭治疗对于其他理论保持开放可能既有发展性原因，也有背景性原因。一些学者认为，家庭治疗已然是一种确定的治疗形式，不再需要担心自己的地位（Rivett & Street，2003）。另一些学者认为，家庭治疗的观点和应用，包括治疗方式，从开始的孤立主义到后来的同化与整合，经历了长时间的发展变化。此外，家庭治疗需要适应并整合其他的治疗理念还有一些背景性、实用性的原因。首先，治疗师在实践过程中几乎无法复制"教科书"似的案例，因此他们需要掌握广泛的理论基础，才能应对多样化的家庭问题。其次，大多数家庭治疗师在从事家庭治疗前通常会接受一些培训，如社会工作、护理、临床与咨询心理学及医学，这些培训课程都有自己的治疗理论，会对家庭治疗师的执业生涯产生深远的影响，不管他们今后会接受何种新的培训。最后，大多数家庭治疗会与多学科小组、精神科医生、护士和不同类型的心理治疗师共事（Speed，2004）。因此，在这个发展过程中，家庭治疗已经成为一种成熟的、可能不那么具有挑战性的治疗方法。

96

家庭治疗、家庭支持和家庭咨询

沃克和阿基斯特（Walker & Akister, 2004）指出，虽然咨询师被聘为家庭治疗师的很少，但是他们所使用的技术和策略与家庭治疗师是类似的。这就存在一个问题："我们如何定义我们在这本书中所谈论的其他形式的家庭干预？"研究指南中常使用"家庭工作"而很少明确"家庭治疗"或"家庭咨询"，这就使问题变得更加复杂了（NICE 2004a, 2004b, 2004c, 2004d, 2005, 2006）。回答这个问题最简单的方法是假设家庭治疗师进行的治疗工作是家庭治疗，而其他人所做的是家庭工作的一种变体。但如前所述，许多其他专业人员也至少在一定程度上接受了家庭治疗的培训，因此这并不是一个非常好的解决方案。沃克和阿基斯特（Walker & Akister, 2004）认为这些概念之间有层次上的区别："家庭支持"处于边缘，往往不涉及明确定义的活动，与"家庭治疗"的关系不大。但是在某种程度上，"家庭支持"很重要，例如，英国政府相关指导小组建议所有的专业人员在工作中都应当"重视家庭"，将"家庭支持"视为一种重要的干预，以避免儿童治疗预后差，促进男孩取得更高的学业成就和社会融入性。

关于家庭治疗服务体系的结构，赫迪卡（Hardiker, 1995）所提出的解决方案可能是最完善的。她将家庭支持系统分为三个部分：基础服务、二级服务和终极服务。基础的家庭服务旨在加强家庭功能。在英国，这项服务主要包括健康访问、家庭收入支持以及普及学校课余俱乐部的性质。二级家庭服务旨在改善特定家庭群体的发展状况，这些家庭通常都涉及社会排斥性问题。例如，英国的早教项目以及其他相关的服务，就会处理这些类似于中介服务的工作，让孩子不分种族和穷富，都可以享受同样的早期教育。终极服务的目的是解决某些家庭的特殊难题，比如精神疾病、药物滥用、家庭暴力等，避免家庭产生进一步的问题。

从赫迪卡的这种划分方式来看，家庭治疗似乎只是家庭支持的一种辅助手段，反倒是终极服务占主导地位。其实不然，很多家庭治疗师都非常注重前两种服务，尤其是在私人治疗中。这个定义看起来是有帮助的，但还不够充分。我们认为家庭支持是任何与家庭生活相关的活动并在日常活动中支持他们，当家庭成员的情绪和心理问题得到解决，这种支持就属于家庭治疗。通常家庭支持工作者会采用咨询理论处理家庭问题，他们会有这样一种假设，认为关注关系的改变和积极倾听就足以产生影响。《Family counselling》（O'Leary，1999）一书就是基于以人为中心的观点阐述如何处理家庭问题，开展家庭工作。但家庭支持工作者也会针对特定的家庭，采取家庭治疗和家庭咨询相结合的技术。

综上所述，"家庭工作"也是一个经常使用的术语。例如，NICE（the National Institute for Health and Care Excellence，国家卫生与保健研究所）（2004a，2004b，2004c，2004d）的一些指南提到，家庭工作也属于一种治疗方案。基于家庭的干预和以家庭为中心的治疗是另外两个类似的术语。通常这些术语是指心理教育以及传统的家庭治疗方法。因此，我们应该假设这些术语处于一个连续体上，一端是家庭成员参与建设和实施治疗计划，但这不一定是联合或系统的，另一端则是联合系统性家庭治疗（如本书所述）。

97

后现代主义的界定与影响

后现代主义的定义有很多种，广为接受的是将其看作对现代主义的批判。现代主义是指社会和科技的发展，从较不发达的状态进步到更先进的状态。因此，现代主义是关于人类"进步"的哲学，社会更加自由民主，科技更加发达。与之相反，后现代主义是一种认为"没有普遍真理"的哲学和文化观点，无法揭示出更深层的结构，也无法发展到一个更好的社会状态（Lyotard,1984;Lyon,1994），后现代主义关注局部，拒绝所有关于社会运动／知识的宏观叙事，尊重边缘人群。福柯（Foucault）、德里达（Derrida）（Loewenthal & Snell, 2003）和格根（Gergen, 1999 & 2008）等都是后现代主义家庭治疗师的先驱，其中格根是典型代表。

家庭治疗对后现代主义思想感兴趣并不奇怪。家庭治疗本身就有这样一种传统，即在自身的治疗实践基础上，采用新异的、具有挑战性的哲学思想，如20世纪70年代，家庭治疗师就在治疗中采用了二阶控制论（观察员也是被观察的一部分）。后现代主义怀疑真理，它主张社会话语创造了意义并坚定地相信自我是一种社会建构（Gergen,1999,2008），它包含了许多早期的系统思想。此外，后现代主义似乎也在一定程度上体现了差异和不确定性。因此，20世纪80年代和90年代，后现代主义充分融入家庭治疗，引起了许多家庭治疗师的思想革命。同时，一些家庭治疗师似乎已经不再支持系统理论，这其中有很多原因，我们在第二部分已有所提及，所以对治疗实践的另一种不同的比喻是非常吸引人的。其后果是，家庭治疗师将系统理论视为现代主义的宏观叙事，而在治疗中采用叙事模式，如迈克尔·怀特和戴维·爱普斯顿（Michael White & David Epston, 1990）。

毫无疑问变革有助于家庭治疗的发展。一方面，后现代主义的思想可以校正系统理论的机械性，另一方面，它可以为家庭治疗提供一些重要的、新异的技术和方法，以帮助治疗师更好地处理家庭问题（McNamee & Gergen，1992；Freedman & Combs，1996；Freeman et al.，1997）。这些技术方法在本书中已有所介绍，并被大多家庭治疗师所采用，即使他们不认为自己是"叙事治疗师"。

叙事疗法有很好的发展前景（Flaskas，2002；Rivett & Street，2003）。但需要意识到叙事疗法有两个重要的实践后果。第一，叙事疗法现在几乎与家庭治疗完全脱离。许多当代叙事治疗师不知道如何访谈家庭，如何进行联合性家庭干预，他们也不会像家庭治疗师那样促进家庭互动（Minuchin，1998）。与此类似，聚焦解决疗法也逐渐脱离于家庭治疗。第二，家庭治疗整合叙事疗法这一现象表明，家庭治疗更倾向于适应和采纳新的观点和技术，而不是变革，这对于证明治疗的有效性是十分重要的。

98

家庭治疗中的团队和联合治疗

团队治疗是家庭治疗的基本方法之一，虽然其在很久之前就有所使用，且联合治疗是一种常见的治疗方法，由米兰家庭治疗学派提出，团队治疗是家庭治疗师"不可或缺的工具"。最初的提出者（Palazzoli et al., 1978）认为，治疗师可以借助团队结构进入家庭内部，避免治疗停滞。此外，无论是一个还是两个同事访谈家庭，团队都明确地表示在每个系统中都会有很多的解释和很多的观点，团队的工作就是表现出这些解释和观点。

米兰学派的家庭治疗团队工作模式较为典型，其将家庭治疗过程分为五个阶段：第一阶段，团队在家庭治疗之前会面，讨论治疗师对家庭问题可能形成的假设；第二阶段，治疗师使用那些假设，通过单向镜与家庭进行面谈；第三阶段，治疗师与团队私下讨论哪些假设有益、何种干预可能有效，通常，干预是团队和治疗师共同建立并记录的；第四阶段，治疗师回到家庭会谈中，将团队讨论所得的信息传递给家庭；最后，家庭会谈结束，团队召开审查会议，讨论是否修正了原先假设以及如何开展干预措施等。

当然，该工作模式也引起了一些批判。一些学者认为这种工作方法存在"团队掌握信息最多，所做决策最好"这样一种预设，且单向镜的使用也有利于保护团队的观点，一位评论家指出治疗中单向镜的使用等同于监狱中的监视（Epstein, 1993）。随着后现代主义的兴起，很明显我们不再将其解释为"不恰当的、专家主导的"治疗方式，安德森（Andersen, 1991）认为在治疗中可以以一种协作性的方式应用团队和镜幕，他建议团队更多地参与治疗，并与家庭分享他们的观点和想法，而不只是在系统内进行单独的专业化讨论。因此，这种模式称为"反应团队"模式，因为团队在家庭和治疗师面前反映了自己的想法，而不是治疗师在私下里加入团队讨论。这使私人治疗逐渐公开化，有时，团队会反转单向镜，家庭和治疗师可以看到单向屏幕后面的房间，并听到团队的声音。他们需要对自己的言语和行为负责。这有助于在团队与家庭之间形成温和的、发人深思的对话，在对话中团队关注家庭成员行为背后的动机，并对解决方案、经验和治疗过程提出不同的观点。

然而，家庭治疗的方法技术很少是保持不变的。叙事治疗师深入地研究了"反应团队"，怀特（White，1995）提出了这样一种程序，让"反应团队"转换角色为"见证者"，这就为家庭提供了一个机会，让他们体验他人或自己过去的或正在经历的困难，从而帮助家庭找到解决问题的新方法。在家庭治疗实践中，变化地应用团队是很常见的。

一些观察者认为家庭治疗总是涉及团队的。但事实上，团队的使用在一定程度上会浪费很多专业人士的时间，因此，大多数家庭治疗师不会将时间花费在这样的团队上。事实上，许多治疗师没有团队这样的"奢侈品"。在大多数法定机构中，家庭治疗师可能每周花半天时间参与团队工作。只有在遇到特别复杂的治疗问题（例如，虐待儿童、严重的精神健康问题），或个体家庭治疗师需要帮助（例如，治疗停滞）时才会应用这种团队治疗。在这种情况下，团队合作帮助治疗师处理棘手问题，并保证治疗的效率和效果，避免治疗师职业倦怠和自我崩溃（Street & Rivett，1996）。

99

家庭治疗的培训和督导

在英国，家庭治疗和系统实践协会（the Association for Family Therapy and Systemic Practice）(www.aft.org.uk) 负责制定家庭治疗师培训合格的标准，并调节和安排家庭治疗师接受培训，它明确了训练的标准，并成为家庭治疗师注册的常规。想要成为一名合格的家庭治疗师，学员在学习过程中必须要进行一定次数的督导实践，也就是说，学员需要在督导监督的情况下进行家庭治疗（该督导员必须是一名合格的家庭治疗师，一般是注册督导员），该监督过程一般采用单向镜方法进行。这种培训方式自家庭治疗兴起时就存在，但早期的家庭治疗认为督导通过案例讨论就可以进行。后来，家庭治疗关注改变治疗室模式，因此家庭治疗师的培训也逐渐强调在治疗室里改进治疗实践。对学员的治疗过程进行录像已经成为一种传统，督导可以通过审查录像发现一些有意义的干预和互动方式，而在现场监督的督导可以通过电话向学员提出一些其他的问题或干预措施。

家庭治疗师在家庭治疗和督导过程中都会采用系统性观点。在系统治疗中，对学员和临床医生进行督导是一个多层次的过程。治疗师是嵌入在许多系统之中的，所有这些都可能对给家庭提供的治疗产生影响。李和埃弗里特（Lee & Everett, 2004）指出，系统性督导也是一个深入的过程，督导需要注意治疗师的各种背景以及督导关系本身的影响。因此不管是何种案例，督导都需要对一些问题保持警觉，包括治疗师原生家庭动力、这种家庭动力对治疗师的影响以及督导与被督导者之间的动力对治疗产生的影响等，这其中会涉及性别问题、年龄问题和机构问题等。

治疗师向督导（男性）报告了一个案例，该家庭中处于青春期的女儿存在一些行为问题，但没有明显的原因。治疗师报告说该案例让自己感到挫败，她的立场似乎与家庭相似。督导询问治疗师几个问题后发现，该家庭中有一个秘密，两个女儿同母异父，且家庭从来没有提到过大女儿的父亲。治疗师逐渐意识到，自己是单亲家庭的孩子，很容易忽视缺席的父亲。家庭中的秘密是家庭史的重要组成部分，但在治疗中不能得以讨论，这会影响治疗的发展，从这个角度看，这个女孩的问题行为也就不那么令人费解了。

早期家庭治疗师在督导和培训方面采用的观点与临床治疗类似。因此，鲍恩（Haley & Hoffman，1967）认为，对家庭治疗师进行培训时，督导必须帮助受训者与他们自己的原生家庭分离。但也有人认为，家庭治疗培训的重点是学习治疗技术，而不是处理情绪问题（Haley，1981）。近年来，家庭治疗师关注建立治疗联盟（第 26 个关键点），督导逐渐采用"共同因素"的方法开展工作（Morgan & Sprenkle，2007）。这种情况下，我们可以将督导理解为三个维度的结合：督导关系的性质（从指导到合作的连续体）；任务的侧重点（从强调临床性到强调专业性）以及督导特定的问题（从特定的案例到一般性问题）。这种督导的方式使得督导的角色发生变化，从原先案例督导的"指导者"转变为专业督导的"导师"，如果涉及一般案件／代理问题时，督导就是"教师"，而在进行正式的家庭治疗培训时，督导又成了"管理者"。这个模型包含了其他的治疗模型，确实是一个全方位的督导模型（Hawkins & Shohet，2000；Scaife，2001）。

100

家庭治疗的未来

本书已经阐明，家庭治疗具有多样性，在其发展历程中经历了重大的变化。在家庭治疗发展早期，其先驱者以极大的热忱和信心承诺，诸多问题都可以通过人际关系得以疗愈。后来，家庭治疗对自身的孤立主义进行反思，逐渐整合了一系列哲学思想，麦克纳米（McNamee, 2004）将其称为"混杂的"。而其后现代主义的倡导者认为这种家庭治疗的理念和技术已经过时了，用德里达（Derrida）的话说就是已经"消除"了。那么，在 21 世纪初，家庭治疗还保存着什么，其未来又是怎样？

本书阐述了家庭治疗创建的大量技术和理论。家庭治疗在系统理论"隐喻"的基础上，创造了一种互动式、人际性的充满活力的治疗方式。有研究表明，人际关系治疗方法已被纳入其他治疗之中，家庭治疗对循证实践的贡献与日俱增。一些指导小组建议家庭治疗可处理某些特定的心理问题（NICE, 2004a & 2004b & 2004c & 2005 & 2006）。已有大量研究证实了家庭治疗的有效性（Sprenkle, 2000; Sexton et al., 2003; Carr, 2009a & 2009b），有研究指出家庭治疗应当处理儿童和青少年精神卫生、药物滥用及成人精神卫生和医疗环境等问题，也适用于具有社会问题的青少年以及受虐待儿童家庭的治疗。

越来越多的实证研究表明，家庭治疗存在如下特征（Rivett, 2008）。第一，家庭治疗只是可选的干预措施之一，换句话说，它并不是唯一的治疗干预措施。因此，早期关于"单独的家庭治疗可以疗愈许多问题"的断言已经瓦解。例如，在治疗具有社会问题青年的过程中，家庭治疗作为干预措施之一，可以帮助青年建立有益的同伴关系，也可以处理家庭贫穷问题。在一些特定的情况下，如抑郁症和注意缺陷多动障碍（attention deficit hyperactivity disorder, ADHD），家庭治疗则应当与药物共同干预，才能起到良好的治疗效果。第二，家庭治疗是一种特殊的干预方式，不仅是因为其会谈式的治疗方式，更因为家庭治疗关注人际关系的建立与维持。第三，家庭治疗是一种综合性的干预措施，很少有单纯的米兰学派或结构式家庭治疗师。即使是当代的"叙事"治疗师也会采纳其他家庭治疗学派的思想和技术（Lebow，2005）。最后，现今的家庭治疗已经整合了其他疗法的技术和观点，以加强其人际关注（Rivett，2008）。因此，家庭治疗师会在治疗过程中整合使用心理动力学技术、动力访谈技术（motivational interviewing approach）和叙事技术等独立的治疗技术。

作为一种专业的治疗方式，在过去二十年中家庭治疗逐渐在许多卫生和社会保健机构中立足，但对家庭干预政策的重视和对心理治疗的法定监管还要继续。但家庭治疗的发展存在一种现象，即受过良好教育的专业团体且拥有"家庭治疗职位"的大都是女性（Rivett & Street，2003）。这种职业化有时会导致大家误解家庭治疗的发展停滞了，本书已经阐明，家庭治疗仍然运用于诸多领域，为其提供一套连贯理论和一系列人际技术，这些理论和技术也可以运用于人们的家庭和社交网络中。家庭治疗丰富的技术和思想使其得以继续保持活力，不断应用于新的环境中。目前，家庭治疗师可以处理多样化的问题，如学校的欺凌问题、家庭贫困问题等，他们还会将佛教的正念技术应用到治疗中（Gehart & McCollum，2007）。创新是家庭治疗的一部分，这一点是毋庸置疑的，也将一直传承下去。本书揭示了家庭治疗的核心思想和技术——人类本质上是相互作用的，个体会在人际关系中嵌入内在的自我，这对于未来社会政策的制定以及家庭治疗的发展是有很大帮助的。

参考文献

Andersen, T. (1991) *The reflecting team: dialogues and dialogues about the dialogues.* New York: Norton.

Anderson, C. and Stewart, S. (1983) *Mastering resistance.* New York: Guilford Press.

Anderson, H. (2001) Postmodern collaborative and person-centred therapies: What would Carl Rogers say? *Journal of Family Therapy,* 23: 339–360.

Anderson, H. (2007) The heart and spirit of collaborative therapy: The philosophical stance – 'a way of being' in relationship and conversation. In Anderson, H. and Gehart, D. (Eds) *Collaborative therapy.* New York: Routledge, pp. 43–59.

Anderson, H. and Goolishian, H. (1988) Human systems as linguistic systems. *Family Process,* 27: 371–393.

Anderson, H. and Gehart, D. (2007) *Collaborative therapy.* New York: Routledge.

Bagarozzi, D. and Anderson, S. (1989) *Personal, marital and family myths.* New York: Norton.

Baldwin, M. (2000) *The use of self in therapy.* New York: Haworth Press.

Bateson, G. (1972) *Steps to an ecology of mind.* New York: Ballantine.

Bateson, G. (1979) *Mind and nature.* New York: Dutton.

Bateson, G. and Bateson, M.C. (1988) *Angels fear: Towards an epistemology of the sacred.* New York: Bantam Books.

Beaudoin, M.-N. (2008) Therapeutic movement and stuckness in family therapy. *Journal of Systemic Therapies,* 27: 76–91.

Becvar, D. and Becvar, R. (1999) *Systems theory and family therapy.* Lanham, MD: University Press of America.

Bogdan, J. (1984) Family organisation as an ecology of ideas: An alternative to the reification of family systems. *Family Process,* 23: 375–388.

Boscolo, L. and Bertrando, P. (1993) *The times of time: A new perspective in systemic therapy and consultation.* New York: Norton.

Boyd-Franklin, N. (2003) *Black families in therapy,* 2nd edn. New York: Guilford Press.

Bowen, M. (1972) Towards the differentiation of a self in one's own family of origin. In Framo, J. (Ed.) *Family interaction: A dialogue between family researchers and family therapists.* New York: Springer, pp. 111–173.

Brown, J. (1997) Circular questioning: An introductory guide. *Australian and New Zealand Journal of Family Therapy,* 18: 109–114.

Burbach, F. and Stanbridge, R. (1998) A family intervention in psychosis service integrating the systemic and family management approaches. *Journal of Family Therapy*, 20: 311–325.

Burbach, F. and Stanbridge, R. (2006) Somerset's family interventions in psychosis service: An update. *Journal of Family Therapy*, 28: 39–57.

Burnham, J. (1993) Systemic supervision. The evolution of reflexivity in the context of the supervisory relationship. *Human Systems*, 4: 349–381.

Burnham, J. and Harris, Q. (2002) Emerging ethnicity: A tale of 3 cultures. In Dwivedi, K. (Ed.) *Meeting the needs of ethnic minority children*. London: Jessica Kingsley Publishers, pp. 170–199.

Byng-Hall, J. (1995) *Rewriting family scripts*. New York: Guilford Press.

Campbell, D. (1999) Connecting personal experience to the primary task: A model for consulting to organisations. In Cooklin, A. (Ed.) *Changing organisations*. London: Karnac, pp. 43–62.

Campbell, D. and Groenbaek, M. (2006) *Taking positions in the organisation*. London: Karnac.

Campbell, D., Draper, R. and Huffington, C. (1989) *A systemic approach to consultation*. London: Karnac.

Carlson, T. and Erickson, M. (2002) *Spirituality and family therapy*. New York: Haworth Press.

Carpenter, J. (1987) Some reflections of the state of family therapy in the UK. *Journal of Family Therapy*, 9: 217–229.

Carpenter, J. and Treacher, A. (1989) *Problems and solutions in marital and family therapy*. Oxford: Blackwell.

Carpenter, J. and Treacher, A. (1993) *Using family therapy in the 90s*. Oxford: Blackwell.

Carr, A. (1990) Failure in family therapy: A catalogue of engagement mistakes. *Journal of Family Therapy*, 12: 371–386.

Carr, A. (2000) Family therapy: Concepts, process and practice. Chichester: John Wiley & Sons.

Carr, A. (2009a) The effectiveness of family therapy and systemic interventions for child-focused problems. *Journal of Family Therapy*, 31: 3–46.

Carr, A. (2009b) The effectiveness of family therapy and systemic interventions for adult-focused problems. *Journal of Family Therapy*, 31: 46–75.

Carter, B. and McGoldrick, M. (1989) *The changing family life cycle*, 2nd edn. Boston, MA: Allyn and Bacon.

Carter, B. and McGoldrick, M. (1999) *The expanded family life cycle*.

Boston, MA: Allyn and Bacon.

Cecchin, G. (1987) Hypothesizing, circularity and neutrality revisited: An invitation to curiosity. *Family Process*, 26: 405–413.

Cecchin, G. and Lane, G. (1991) *Irreverence: A strategy for therapist survival*. London: Karnac.

Coleman, S. (1985) *Failures in family therapy*. New York: Guilford Press.

Coop Gordon, K., Baucom, D., Snyder, D. and Dixon, L. (2008) Couple therapy and the treatment of affairs. In Gurman, A. (Ed.) *Clinical handbook of couple therapy*. New York: Guilford Press, pp. 429–458.

Cooper, J. and Vetere, A. (2005) *Domestic violence and family safety*. London: Whurr.

Dallos, R. (1991) *Family beliefs systems: Therapy and change*. Milton Keynes: Open University Press.

Dallos, R. (1997) *Interacting stories: Narratives, family beliefs and therapy*. London: Karnac.

Dallos, R. (2004) Attachment narrative therapy: Integrating ideas from narrative and attachment theory in systemic therapy with eating disorders. *Journal of Family Therapy*, 26: 40–65.

Dallos, R. (2006) *Attachment narrative therapy*. Maidenhead: Open University Press.

Dallos, R. and Urry, A. (1999) Abandoning our parents and grand-parents: Does social constructionism mean the end of systemic family therapy? *Journal of Family Therapy*, 21: 161–186.

Dallos, R. and Draper, R. (2005) *An introduction to family therapy: Systemic theory and practice*. Maidenhead: Open University Press.

Dell, P. (1989) Violence and the systemic view: The problem of power. *Family Process*, 28: 1–14.

De Shazer, S. (1982) *Patterns of brief family therapy*. New York: Guilford Press.

De Shazer, S. (1985) *Keys to solution in brief therapy*. New York: Norton.

De Shazer, S. (1988) *Clues: Investigating solutions in brief therapy*. New York: Norton.

Dienhart, A. (2001) Engaging men in family therapy. *Journal of Family Therapy*, 23: 21–45.

Dimmock, B. (1993) Developing family counselling in general practice. In Carpenter, J. and Treacher, A. (Eds) *Using family therapy in the 90s*. Oxford: Blackwell, pp 163–184.

Eisler, I. (2005) The empirical and theoretical base of family therapy and multiple family day therapy for adolescent anorexia nervosa. *Journal of Family Therapy*, 27: 104–131.

Elizur, J. (1990) 'Stuckness' in live supervision: Expanding the therapist's style. *Journal of Family Therapy*, 12: 267–280.

Epstein, E. (1993) From irreverent to irrelevance: The growing disjuncture of family therapy theories from social realities. *Journal of Systemic Therapies*, 12: 15–27.

Epstein, M. (1996) *Thoughts without a thinker*. London: Duckworth.

Erickson, M., Rossi, E. and Rossi, S. (1976) *Hypnotic realities*. New York: Irvington.

Erickson, M. and Rossi, E. (1981) *Experiencing hypnosis*. New York: Irvington.

Fadden, G. (1998) Research update: Psychoeducational family interventions. *Journal of Family Therapy*, 20: 293–309.

Featherstone, B., Rivett, M. and Scourfield, J. (2007) *Working with men in health and social care*. London: Sage.

Fisch, R. (2004) So what have you done lately? MRI brief therapy. *Journal of Systemic Therapies*, 23: 4–10.

Fisch, R., Weakland, J. and Segal, L. (1982) *The tactics of change: Doing therapy briefly*. San Francisco, CA: Jossey-Bass.

Fishbane, M. (2007) Wired to connect: Neuroscience, relationships, and therapy. *Family Process*, 46: 395–412.

Flaskas, C. (2002) *Family therapy beyond postmodernism*. Hove: Brunner-Routledge.

Flaskas, C. and Perlesz, A. (1996) *The therapeutic relationship in systemic therapy*. London: Karnac.

Flaskas, C., Mason, B. and Perlesz, A. (2005) *The space between*. London: Karnac.

Fredman, G. (1997) *Deathtalk: Conversations with children and families*. London: Karnac.

Freedman, J. and Combs, G. (1996) *Narrative therapy*. New York: Norton.

Freeman, J., Epston, D. and Lobovits, D. (1997) *Playful approaches to serious problems*. New York: Norton.

Friedlander, M. (1998) Family therapy research. In Nichols, M. and Schwartz, R. (Eds) *Family therapy: Concepts and methods*. New York: Allyn and Bacon.

Friedlander, M., Wildman, J., Heatherington, L. and Skowron, E. (1994) What we do and don't know about the process of family therapy. *Journal of Family Psychology*, 8: 390–416.

Friedlander, M., Escudero, V. and Heatherington, L. (2006) *Therapeutic alliances in couple and family therapy*. Washington, DC: American Psychological Association, pp. 503–533.

Gehart, D. and McCollum, E. (2007) Engaging suffering: Towards a mindful re-visioning of family therapy practice. *Journal of Marital and Family Therapy*, 33: 214–226.

Gergen, K. (1999) *An invitation to social constructionism*. London: Sage.

Gergen, K. (2008) Therapeutic challenges of multi-being. *Journal of Family Therapy*, 30: 335–350.

Germer, C., Siegal, R. and Fulton, P. (2005) *Mindfulness and psychotherapy*. New York: Guilford Press.

Gilbert, P. (2005) *Compassion*. London: Routledge.

Glick, I., Berman, E., Clarkin, J. and Rait, D. (2000) *Marital and family therapy*. Washington, DC: American Psychiatric Press.

Goldenberg, I. and Goldenberg, H. (2000) *Family therapy: An overview*. Belmont, NY: Brooks/Cole Thomson Learning.

Goldner, V. (1991) Generation and gender. In McGoldrick, M., Anderson, C. and Walsh, F. (Eds) *Women in families: A framework for family therapy*. New York: Norton, pp. 42–60.

Goldner, V. (1998) The treatment of violence and victimization in intimate relationships. *Family Process*, 37: 263–286.

Goldner, V., Penn, P., Sheinberg, M. and Walker, G. (1990) Love and violence: Gender paradoxes in volatile relationships. *Family Process*, 29: 343–364.

Gorell Barmes, G. (1998) *Family therapy in changing times.* Basingstoke: Macmillan Press.

Gottman, J. (1999) *The marriage clinic.* New York: Norton.

Gottman, J. and Gottman, J. (2008) Gottman method couple therapy. In Gurman, A. (Ed.) *Clinical handbook of couple therapy.* New York: Guilford Press, pp. 138–166.

Gurman, A. (2008) *Clinical handbook of couple therapy.* New York: Guilford Press.

Gurman, A.S., Kniskern, D.P. and Pinsof, W.M. (1986) Research on marital and family therapies. In Garfield, S.L. and Bergen, A.E. (Eds) *Handbook of psychotherapy and behavior change* (3rd edn). New York: John Wiley & Sons, pp. 565–624.

Haber, R. and Hawley, L. (2004) Family of origin as a supervisory consultative resource. *Family Process,* 43: 373–390.

Haley, J. (1973) *Uncommon therapy. The psychiatric techniques of Milton H. Erickson.* New York: Norton.

Haley, J. (1976) *Problem solving therapy.* San Francisco, CA: Jossey Bass.

Haley, J. (1980) *Leaving home: The therapy of disturbed young people.* New York: McGraw-Hill.

Haley. J. (1981) *Reflections on therapy and other essays.* Washington, DC: Family Therapy Institute of Washington Press.

Haley, J. and Hoffman, L. (1967) *Techniques of family therapy.* New York: Basic Books.

Hammond, S. A. (2006) *The thin book of appreciative inquiry.* Bend, OR: Thin Book Publishing Co.

Hardiker, P. (1995) *The social policy contexts of services to prevent unstable family life.* York: Joseph Rowntree Foundation.

Hardy, K. and Laszloffy, T. (1995) The cultural genogram: Key to training culturally competent family therapists. *Journal of Marital and Family Therapy,* 21: 227–237.

Hawkins, P. and Shohet, R. (2000) *Supervision in the helping professions.* Milton Keynes: Open University Press.

Hildebrand, J. (1998) *Bridging the gap.* London: Karnac.

Hoffman, L. (1993) *Exchanging voices.* London: Karnac.

Hoffman, L. (2002) *Family therapy: An intimate history.* New York: Norton.

Home Office (2000) *Reducing domestic violence: What works?* London: Policing and Reducing Crime Unit.

Hoyt, M. (2001) *Interviews with brief therapy experts.* Philadelphia, PA: Brunner-Routledge.

Hubble, M., Duncan, B. and Miller, S. (2000) *The heart and soul of change: What works in therapy.* Washington, DC: American Psychological Association.

Hughes, D. (2007) *Attachment focused family therapy.* New York: Norton.

Johnson, S. (2003) Emotionally focused therapy: Empiricism and art. In Sexton, T., Weeks, G. and Robins, M. (Eds) *Handbook of family therapy.* New York: Brunner-Routledge, pp. 263–280.

Johnson, S. (2008) Emotionally focused couple therapy. In Gurman, A. (Ed.) *Clinical handbook of couple therapy.* New York: Guilford Press, pp. 107–137.

Jones, E. (1993) *Family systems therapy*. Chichester: John Wiley & Sons.

Jones. E. (2007) Personal communication.

Jones, E. and Asen, E. (2000) *Systemic couple therapy and depression*. London: Karnac.

Kaslow, F. (1987) *The family life of psychotherapists: Clinical implications*. New York: Haworth Press.

Kaufman, G. (1992) The mysterious disappearance of battered women in family therapists' offices: Male privilege colluding with male violence. *Journal of Marital and Family Therapy*, 18: 233–243.

Keeney, B. (1983) *The aesthetics of change*. New York: Guilford Press.

Kirschenbaum, H. and Henderson, V. (1990) *The Carl Rogers Reader*. London: Constable and Co.

Kopp, S. (1976) *The naked therapist*. San Diego, CA: EdITS Publishing.

Kopp, S. (1977) *Back to one*. Palo Alto, CA: Science and Behavior Books.

Kozlowska, K. and Hanney, L. (2001) The network perspective: An integration of attachment and family systems theories. *Family Process*, 41: 285–312.

Kuipers, E., Leff, J. and Lam, D. (1999) *Family work for schizophrenia*. London: Gaskell.

Kwee, M.G.T., Gergen, K. and Koshikawa, F. (2006) *Horizons in Buddhist psychology*. Chagrin Falls, OH: Taos Institute.

Larkin, P. (1974) *High windows*. London: Faber and Faber.

Larner, G. (2000) Towards a common ground in psychoanalysis and family therapy: On knowing not to know. *Journal of Family Therapy*, 22: 61–82.

Lebow, G. (2005) *Handbook of clinical family therapy*. Hoboken, NJ: John Wiley & Sons.

Lee, R. and Everett, C. (2004) *The integrative family therapy supervisor*. New York: Brunner-Routledge.

Leff, J., Kuipers, L., Berkowitz, R., Eberlein-Vries, R. and Sturgeon, D. (1982) A controlled trial of social intervention in families of schizophrenic patients. *British Journal of Psychiatry*, 141: 121–134.

Lerner, S. (1999) Interactions between the therapist's and client life cycle stages. In Carter, B. and McGoldrick, M, (Eds) *The expanded family life cycle*. Boston, MA: Allyn and Bacon, pp. 512–519.

Lieberman, S. (1980) *Transgenerational family therapy*. London: Croom Helm.

Lieberman, S. (1987) Going back to your own family. In Bentovim, A., Gorrell Barnes, G. and Cooklin, A. (Eds) *Family therapy: Complementary frameworks of theory and practice*. London: Academic Press, pp. 205–220.

Lieberman, S. (1995) How I assess for family therapy. In Mace, C. (Ed.) *The art and science of assessment in psychotherapy*. London: Routledge, pp. 61–77.

Loewenthal, D. and Snell, R. (2003) *Post-modernism for psychotherapists*. Hove: Brunner-Routledge.

Lowe, R. (2004) *Family therapy: A constructive framework*. London: Sage.

Lyon, D. (1994) *Postmodernity*. Buckingham: Open University Press.

Lyotard, J.-F. (1984) *The postmodern condition*. Manchester: Manchester University Press.

Mace, C. (1995) *The art and science of assessment in psychotherapy*. London: Routledge.

Madanes, C. (1981) *Strategic family therapy*. San Francisco, CA: Jossey-Bass.

May, J. (2005) Family attachment narrative therapy: Healing the experience of early childhood maltreatment. *Journal of Marital and Family Therapy*, 31: 221–238.

McGoldrick, M. and Hardy, K. (2008) *Re-visioning family therapy*. New York: Guilford Press.

McGoldrick, M., Pearce, J. and Giordano, J. (1982) *Ethnicity and family therapy*. New York: Guilford Press.

McGoldrick, M., Anderson, C. and Walsh, F. (1991) *Women in families: A framework for family therapy*. New York: Norton.

McGoldrick, M., Giordano, J. and Pearce, J. (1996) *Ethnicity and family therapy*. New York: Guilford Press.

McGoldrick, M., Gerson, R. and Shellenberger, S. (1999) *Genograms: Assessment and intervention*. New York: Norton.

McLeod, J. (1997) *Narrative and psychotherapy*. London: Sage.

McNamee, S. (2004) Promiscuity in the practice of family therapy. *Journal of Family Therapy*, 26: 224–244.

McNamee, S. (2007) Relational practices in education: Teaching as conversation. In Anderson, H. and Gehart, D. (Eds) *Collaborative therapy*. New York: Routledge, pp. 313–336.

McNamee, S. and Gergen, K. (1992) *Therapy as social construction*. London: Sage.

Miller, G. and Baldwin, D. (2000) Implications of the wounded healer paradigm for the use of self in therapy. In Baldwin, M. (Ed.) *The use of self in therapy* (2nd edn). New York: Haworth Press, pp. 243–261.

Miller, W. and Rollnick, S. (2002) *Motivational interviewing*. New York: Guilford Press.

Minuchin, P., Colapinto, J. and Minuchin, S. (1998) *Working with families of the poor*. New York: Guilford Press.

Minuchin, S. (1974) *Families and family therapy*. Cambridge, MA: Harvard University Press.

Minuchin, S. (1998) Where is the family in narrative family therapy? *Journal of Marital and Family Therapy*, 24: 397–403.

Minuchin, S. and Fishman, H.C. (1981) *Family therapy techniques*. Cambridge, MA: Harvard University Press.

Morgan, M. and Sprenkle, D. (2007) Toward a common-factors approach to supervision. *Journal of Marital and Family Therapy*, 33: 1–17.

Morton, A. (1987) Who started it? Remarks on causation. In Walrond-Skinner, S. and Watson, D. (Eds) *Ethical issues in family therapy*. London: Routledge & Kegan Paul, pp. 35–42.

Muncie, J., Wetherell, M., Langan, M., Dallos, R. and Cochrane, A. (1997) *Understanding the family*. London: Sage.

NICE (2004a) *Depression: Management of depression in primary and secondary care*. London: National Institute of Clinical Excellence.

NICE (2004b) *Eating disorders: Core interventions in the treatment and management of anorexia nervosa, bulimia nervosa and related eating disorders*. London: National Institute of Clinical Excellence.

NICE (2004c) *Self harm. The short term physical and psychological management and secondary prevention of self harm in primary and secondary care.* London: National Institute of Clinical Excellence.

NICE (2004d) *Type 1 diabetes. Diagnosis and management in children and young people.* London: National Institute of Clinical Excellence.

NICE (2005) *Obsessive compulsive disorder.* London: National Institute of Clinical Excellence.

NICE (2006) *Bipolar disorder: The management of bipolar disorder in adults, children and adolescents in primary and secondary care.* London: National Institute of Clinical Excellence.

Nichols, M. and Schwartz, R. (1998) *Family therapy: Concepts and methods.* Boston, MA: Allyn and Bacon.

Nock, S. (2000) The divorce of marriage from parenthood. *Journal of Family Therapy,* 22: 245–263.

O'Brian, C. and Bruggen, P. (1982) Our personal and professional lives: Learning positive connotation and circular questioning. *Family Process,* 24: 311–322.

O'Connor, J. and McDermott, I. (1997) *The art of systems thinking.* London: Thorsons.

O'Hagan, K. (2001) *Cultural competence in the caring professions.* London: Jessica Kingsley Publishers.

O'Leary, C. (1999) *Counselling couples and families.* London: Sage.

Olson, D. (2000) Circumplex model of marital and family systems. *Journal of Family Therapy,* 22: 144–167.

Palazzoli, M.S., Boscolo, L., Cecchin, G. and Prata, G. (1978) *Paradox and counter-paradox: A new model in the therapy of the family in schizophrenic transaction.* Northvale, NJ: Aronson.

Palazzoli, M.S., Boscolo, L., Cecchin, G. and Prata, G. (1980a) Hypothesizing, circularity, neutrality: Three guidelines for the conductor of the session. *Family Process,* 19: 3–12.

Palazzoli, M.S., Boscolo, L., Cecchin, G. and Prata, G. (1980b) The problem of the referring person. *Journal of Marital and Family Therapy,* 6: 3–9.

Payne, M. (2006) *Narrative therapy.* London: Sage.

Pearce, B. (1994) *Interpersonal communication: Making social worlds.* New York: Harper-Collins.

Pearce, B. and Cronen, V.E. (1980) *Communication, action and meaning.* New York: Praeger.

Penn, P. (1982) Circular questioning. *Family Process,* 21: 267–280.

Pilgrim, D. (1992) Psychotherapy and political evasions. In Dryden, W. and Feltham, C. (Eds) *Psychotherapy and its discontents.* Buckingham: Open University Press, pp. 225–243.

Pilgrim, D. (1997) *Psychotherapy and society.* London: Sage.

Pinsof, W.M. (1983) Integrative problem-centered therapy: Toward the synthesis of family and individual psychotherapies. *Journal of Marital and Family Therapy,* 9: 19–35.

Pinsof, W.M. (1995) *Integrative problem centered therapy.* New York: Basic Books.

Pinsof, W.M. and Wynne, L.C. (1995) The efficacy of marital and family therapy: An empirical overview, conclusions and recommendations. *Journal of Marital and Family Therapy,* 21: 585–613.

Plotkin, B. (2003) *Soulcraft.* Novato, CA: New World Library.

Pocock, D. (1995) Searching for a better story: Harnessing modern and postmodern positions in family therapy. *Journal of Family Therapy*, 17: 149–173.

Pocock, D. (2005) Systems of the heart: Evoking the feeling self in family therapy. In Flaskas, C., Mason, B. and Perlesz, A. (Eds) *The space between*. London: Karnac, pp. 127–139.

Pocock, D. (2006) Six things worth knowing about psychoanalytic psychotherapy. *Journal of Family Therapy*, 28: 352–369.

Poster, M. (1978) *The critical theory of the family*. London: Pluto Press.

Pratt, J., Gordon, P. and Plamping, D. (2005) *Working whole systems*. Oxford: Radcliffe Publishing.

Raval, H. (1996) A systemic perspective on working with interpreters. *Clinical Child Psychology and Psychiatry*, 1: 29–43.

Reimers, S. and Street, E. (1993) Using family therapy in child and adolescent services. In Carpenter, J. and Treacher, A. (Eds) *Using family therapy in the 90s*. Oxford: Blackwell, pp. 32–56.

Reimers, S. and Treacher, A. (1995) *Introducing user-friendly family therapy*. London: Routledge.

Reps, P. (1971) *Zen flesh, Zen bones*. Harmondsworth: Penguin Books.

Rivett, M. (2006) Treatment for perpetrators of domestic violence: Controversy in policy and practice. *Criminal Behaviour and Mental Health*, 16: 205–210.

Rivett, M. (2008) Metamorphosis: Towards the transformation of family therapy. *Child and Adolescent Mental Health*, 13: 102–106.

Rivett, M. and Street, E. (2001) Themes and connections of spirituality in family therapy. *Family Process*, 40: 457–465.

Rivett, M. and Street, E. (2003) *Family therapy in focus*. London: Sage.

Rivett, M. and Rees, A. (2004) Dancing on a razor's edge: Systemic group work with batterers. *Journal of Family Therapy*, 26: 142–162.

Rivett. M. and Rees, A. (2008) Working with perpetrators of domestic violence. In Green, S., Lancaster, E. and Feasey, S. (Eds) *Addressing offending behaviour*. London: Willan, pp. 344–364.

Rivett, M., Tomsett, J., Lumsdon, P. and Holmes, P. (1997) Strangers in a familiar place. *Journal of Family Therapy*, 19: 43–57.

Rivett, M., Howarth, E. and Harold, G. (2006) Watching from the stairs: Towards an evidenced based practice with child witnesses of domestic violence. *Journal of Clinical Child Psychiatry and Psychology*, 11: 103–125.

Robbins, M., Turner, C., Alexander, J. and Perez, G. (2003) Alliance and dropout in family therapy with drug using adolescents: Individual and systemic effects. *Journal of Family Psychology*, 4: 534–544.

Rober, P. (1999) The therapist's inner conversation in family therapy practice: Some ideas about the self of the therapist, therapeutic impasse, and the process of reflection. *Family Process*, 38: 209–228.

Roberts, J. (2005) Transparency and self disclosure in family therapy: Dangers and possibilities. *Family Process*, 44: 45–63.

Robinson, M. (1997) *Divorce as family transition*. London: Karnac.

Roffman, A. (2005) Function at the junction: Revisiting the idea of functionality in family therapy. *Journal of Marital and Family Therapy*, 31: 259–268.

Rogers, A. and Pilgrim, D. (2001) *Mental health policy in Britain*. Basingstoke: Palgrave.

Rose, N. (1999) *Governing the soul*. London: Free Association Press.

Roth, A. and Fonagy, P. (1996) *What works for whom? A critical view of psychotherapy research*. London: Guilford Press.

Rowe, C. and Liddle, H. (2002) Substance misuse. In Sprenkle, D. (Ed.) *Effectiveness research in marriage and family therapy*. Alexandria, VA: American Association for Marriage and Family Therapy, pp. 53–87.

Ryan, C., Epstein, N., Keitner, I. and Bishop, D. (2005) *Evaluating and treating families: The McMaster approach*. New York: Routledge.

Safran, J. and Muran, J.C. (2000) *Negotiating the therapeutic alliance*. New York: Guilford Press.

Scaife, J. (2001) *Supervision in the mental health professions*. Hove: Brunner-Routledge.

Schön, D. (1983) *The reflective practitioner*. New York: Basic Books.

Seikkula, J. (2002) Open dialogues with good and poor outcomes for psychotic cases. *Journal of Marital and Family Therapy*, 28: 263–274.

Sexton, T., Weeks, G. and Robbins, M. (2003) *Handbook of family therapy*. New York: Brunner-Routledge.

Sexton, T., Kinser, J. and Hanes, C. (2008) Beyond a single standard: Levels of evidence approach for evaluating marriage and family therapy research and practice. *Journal of Family Therapy*, 30: 386–398.

Shadley, M. (2000) Are all family therapists alike? Revisiting research about the use of self in therapy. In Baldwin, M. (Ed.) *The use of self in therapy*. New York: Haworth Press, pp. 191–212.

Sheidow, A., Henggeler, S. and Schoenwald, S. (2003) Multisystemic therapy. In Sexton, T., Weeks, G. and Robbins, M. (Eds) *Handbook of Family Therapy*. New York: Brunner-Routledge, pp. 303–322.

Siegal, R. (2007) *The mindful brain*. New York: Norton.

Silverstein, O. and Rashbaum, B. (1994) *The courage to raise good men*. New York: Penguin.

Simon, G. (1992) Having second order mind while doing first order therapy. *Journal of Marital and Family Therapy*, 18: 377–387.

Simon, R. (1989) Family life cycle issues in the therapy system. In Carter, B. and McGoldrick, M. (Eds) *The changing family life cycle*. Boston, MA: Allyn and Bacon, pp. 107–117.

Skynner, R. (1976) *One flesh, separate persons*. London: Constable.

Speed, B. (2004) All aboard in the NHS: Collaborating with colleagues who use different approaches. *Journal of Family Therapy*, 26: 260–279.

Sprenkle, D. (2002) *Effectiveness research in marriage and family therapy*. Alexandria, VA: American Association for Marriage and Family Therapy.

Steinglas, P. (2009) Systemic-motivational therapy for substance abuse disorders: An integrative model. *Journal of Family Therapy*, 31: 155–174.

Street, E. (1989) Challenging the white knight. In Dryden, W. and Spurling, L. (Eds) *On becoming a psychotherapist*. London: Routledge, pp. 134–147.

Street, E. (1994) *Counselling for family problems*. London: Sage.

Street, E. and Downey, J. (1996) *Brief therapeutic consultations*. London: John Wiley & Sons.

Street, E. and Rivett, M. (1996) Stress and coping in the practice of family therapy. *Journal of Family Therapy*, 18: 303–319.

Street, E. and Dryden, W. (1988) *Family therapy in Britain*. Milton Keynes: Open University Press.

Sulloway, F. (1997) *Born to rebel*. New York: Vintage.

Tomm, K. (1988) Interventive interviewing: Intending to ask lineal, circular, strategic or reflexive questions? *Family Process*, 27: 1–15.

Treacher, A. (1989) Termination in family therapy – developing a structural approach. *Journal of Family Therapy*, 11: 135–148.

Treacher, A. and Carpenter, J. (1984) *Using family therapy*. Oxford: Blackwell.

Turnell. A. and Essex, S. (2006) *Working with denied child abuse*. Maidenhead: Open University Press.

Varma, V. (1997) *Stress in psychotherapists*. London: Routledge.

Vetere, A. and Dallos, R. (2008) Systemic therapy and attachment narratives. *Journal of Family Therapy*, 30: 374–385.

Walker, S. and Akister, J. (2004) *Applying family therapy*. Lyme Regis: Russell House Publishing.

Walrond-Skinner, S. (1976) *Family therapy*. London: Routledge & Kegan Paul.

Walrond-Skinner, S. (1998) The function and role of forgiveness in working with couples and families. *Journal of Family Therapy*, 20: 3–20.

Walsh, F. (1998) *Strengthening family resilience*. New York: Guilford Press.

Walsh, F. (1999) *Spiritual resources in family therapy*. New York: Guilford Press.

Walsh, F. (2003) *Normal family processes*. New York: Guilford Press.

Walters, M. (1990) A feminist perspective in family therapy. In Perelberg, R. and Miller, A. (Eds) *Gender and power in families*. London: Routledge, pp. 13–33.

Watzlawick, P., Weakland, J. and Fisch, R. (1974) *Change: Principles of problem formation and problem resolution*. New York: Norton.

Welwood, J. (2000) *Toward a psychology of awakening*. London. Shambala.

White, M. (1995) *Re-authoring lives*. Adelaide: Dulwich Centre Publications.

White, M. (2007) *Maps of narrative practice*. New York: Norton.

White, M. and Epston, D. (1990) *Narrative means to therapeutic ends*. New York: Norton.

Williams, P. (2009) *Mahayana Buddhism* (2nd edn). London: Routledge.

Wilson, J. (1998) *Child focused practice*. London: Karnac.

Woodcock, J. (2001) Threads from the labyrinth. *Journal of Family Therapy*, 23: 136–154.

Wynne, L., McDaniel, S. and Weber, T. (1986) *Systems consultation*. New York: Guilford Press.

Zeig, J. (2001) *Changing directives: The strategic therapy of Jay Haley*. Phoenix, AZ: Milton Erickson Foundation Press.

专业名词英中文对照表

A

adaptability	适应性
Alcoholism	酒精成瘾
Amygdale	杏仁核
Anorexic	厌食症
Attachment	依恋

Attachment narrative therapy

依恋叙事治疗

Attention deficit hyperactivity disorder(ADHD)

注意缺陷 / 多动障碍

B

Balancing feedback	平衡反馈
Behavioral therapy	行为疗法
Blaming interaction	指责式互动
Burnt out	倦怠

C

Circular interactive chain   互动链

Circular questions	循环问题
Clarify	澄清
Cohesion	凝聚力

Collaborative family therapy

合作式家庭治疗

Complementary feedback

互补反馈

Confrontation	对质
Corrective script	纠正剧本
Cultural competency	文化能力

D

Double description	双重描述
Dysfunction	功能障碍

E

Eating disorder	进食障碍
Empathy	共情
Enactment	扮演
Equine therapy	马术治疗

Escalating/reinforcing feedback

升级反馈

F

Family counselling	家庭咨询
Family ideology	家庭意识形态
Family myths	家庭神话
Family of origin	原生家庭
Family resilience	家庭弹性
Family scripts	家庭剧本
Family support	家庭支持
Family therapy	家庭治疗
Family tree	家谱树
Feedback	反馈
First order cybernetics	
	一阶控制论
First order systems theory	
	一阶系统论

G

Gender assumptions	性别假设
Gender roles	性别角色
Genogram	家谱图
Getting stuck in therapy	
	治疗停滞

H

Hypnotic techniques	催眠技术
Hypothesis	假设

I

Improvised script	即兴剧本
Inner reflection	内在投射

J

Jungian	荣格学说

L

Life cycle	生命周期

M

Marital therapy	婚姻治疗
Meditation	冥想

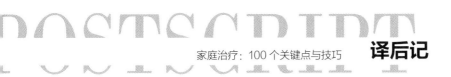

　　拙译《家庭治疗：100 个关键点与技巧》，实现了我长久以来想为中国家庭治疗发展做点贡献的一个心愿。

　　家庭治疗的快速发展，已然成为心理治疗的主流之一，它适用于各个年龄阶段、各种由家庭冲突和创伤所引起的心理健康问题。家庭治疗的循证性、适应性和综合性特点，也被其他流派的心理治疗整合到自身的治疗中，更扩展了家庭治疗的应用。但是，目前国内关于家庭治疗的书籍，不论是关于理论还是实践技术方面的，仍然严重缺乏，因此，我接手翻译了这本《家庭治疗：100 个关键点与技巧》。

　　《家庭治疗：100 个关键点与技巧》是对家庭治疗的基本思想和技术的高度总结与概括，并以深入浅出、简洁明了的方式介绍给大家。该书的亮点主要体现在三个方面。其一，本书将家庭治疗的理论和实践技术加以平衡，使整本书不过于理论化，又对重要理论进行了一定的介绍和探讨，并着重突出了家庭治疗技术的应用；其二，本书的主体（第三至第九部分）是关于家庭治疗实践的一般和特定性技术，其中穿插介绍了许多具体的案例，并且这些案例具有一定的连续性，连接起各种不同的技术，帮助解释如何操作技术，通俗易懂；其三，这本书通过要点阐述的方式体现出人类问题的本质特性，即关系与互动模式的问题，认为个体与个体之间存在复杂的关系网络，因此在处理各种问题和心理困扰时需要关注关系，而不仅仅是个体内部模式。

　　阅读这本书，还能够了解家庭治疗的历程，从历史的视角了解其来源和未来发展方向。在理论层面，本书通过介绍系统理论及后现代主义对家庭治疗的影响，将家庭治疗融入治疗的历史长河中去，帮助家庭治疗师以及相关的从业者从宏观的角度把握家庭治疗的本质。在实践技术层面，本书融合了家庭治疗的一般性技术、各个流派的特定技术以及在不同情境下的应对性技术等，充分体现了笔者对家庭治疗思想和技术的驾驭及与其他疗法的融合，如佛教的正念技术。不得不说，借助这本书，家庭治疗师可以在多样化的情境下处理多样化的问题，并将其他流派的技术融入其中。这本书让我们感到家庭治疗的强大生命力，会给学习者带来实实在在的收获。

　　本书得以出版要感谢很多人，首先感谢化学工业出版社对该书翻译和出版的组织，感谢我的几位学生刘胜男、吴瑶、王晓芳、王玉雯、颜媛、赵志远、詹爽、周维佳在翻译过程和校对过程中的协助，他们为这个译本的出版付出了大量辛勤的劳动。所以，现在奉献给读者的是一个由集体努力而完成的家庭治疗书籍，但译文定有许多不妥的地方，诚心希望读者不吝赐教。

蔺秀云

于美国加利福尼亚大学伯克利分校

2017 年 5 月 19 日